みんなで取り組む
乳幼児健診

編集
はらこどもクリニック　原 朋邦

南山堂

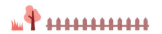 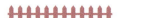

執筆者一覧

石川 みどり	国立保健医療科学院 生涯健康研究部
市橋 洋輔	慶應義塾大学医学部 小児科学
江原 朗	広島国際大学 医療経営学部医療経営学科
児玉 和彦	医療法人明雅会 こだま小児科
小林 治	新所沢キッズクリニック
小森 広嗣	小森こどもクリニック／東京都立小児総合医療センター 外科
坂田 英明	川越耳科学クリニック
坂爪 悟	原町赤十字病院 小児科
佐古 篤謙	三次市作木診療所
笹野 光矢	
定平 知江子	東京都立小児総合医療センター 皮膚科
澤田 敬	認定NPO法人カンガルーの会
澁井 展子	医療社団法人しぶいこどもクリニック
杉山 能子	金沢大学附属病院 眼科
鈴木 英太郎	鈴木小児科医院
瀬尾 智子	緑の森こどもクリニック
竹内 理恵子	竹内助産院
立麻 典子	立麻医院
田中 久也	田中医院
田中 秀朋	あかちゃんとこどものクリニック
時松 昭	熱海市健康福祉部健康づくり課
西澤 善樹	よしかた産婦人科
西本 創	社会医療法人さいたま市民医療センター 小児科
林田 洋一	熊本赤十字病院 整形外科
原 朋邦	はらこどもクリニック
原 智樹	はらデンタルクリニック
原木 真名	まなこどもクリニック
細部 千晴	細部小児科クリニック
南 武嗣	みなみクリニック
峯 眞人	医療法人自然堂 峯小児科
百崎 謙	熊本大学医学部附属病院 小児科
山崎 嘉久	あいち小児保健医療総合センター／保健センター
吉永 陽一郎	吉永小児科医院
渡邉 洋子	東京都多摩立川保健所

(五十音順)

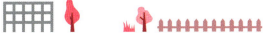

はじめに

　21世紀における住民の健康を実現するための新しい考え方による国民健康づくり運動が「健康日本21」ですが，その一翼を担うものとして，母子保健への取り組みのビジョンを提示し，その達成に向けた国民運動として「健やか親子21」が登場してきました．それにより子育て支援を重点においた乳幼児健康診査の実施の重要性が示されました．2015年4月から10年計画で開始された「健やか親子21（第2次）」では，すべての子どもが健やかに育つ社会を目指すとしています．実際的な活動となる乳幼児健康診査と保健指導については，本書の著者の1人である山崎嘉久を長とする研究班が結成されて『乳幼児期の健康診査と保健指導に関する標準的な考え方と手引き』として報告されました．その内容は「健やか親子健康21」のホームページ上から自由に閲覧できます．その内容に基づいて，各地方自治体では乳幼児健康診査のマニュアルが作成されていて，講演会や講習会も行われて，より効果のある乳幼児健康診査の実践が志向されています．

　マニュアルに詳細に記載されていても，健診の場で遭遇する子ども達の成育状態，健康状態，健康上の課題は多様性に富んでいます．また，重要目的である育児支援の対象となる課題も多岐にわたっており，他の職種との共同作業が必要となります．マニュアル以上の知識，技術の取得やサポートを意図して，雑誌「治療」の99巻2号（2017年2月号）に『乳幼児健診のコツ』として特集を企画したところ，多くの方に手にしていただけました．雑誌の特集であったために内容に不足する部分があり，読者のご希望の声もいただきましたので，更に内容の充実を図り，この度，本書を上梓する運びとなりました．読者が知見を得られても，実践での向上には行動変容が必要です．本書は各著者により読者の方々の行動変容への動機付けになる内容が盛られておりますので，お役立ていただけると思います．

2018年8月

原　朋邦

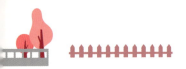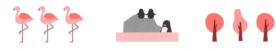

目　次

I章　乳幼児健診を取り巻く現状

「健やか親子21」を軸とした乳幼児健診の現状 …………………… 山崎嘉久　2
行政の立場からみた乳幼児健診の現状と今後の課題（都市部） …………… 渡邉洋子　7
行政の立場からみた乳幼児健診の現状と今後の課題（へき地） …………… 江原　朗　11
地域医師会長の立場からみた乳幼児健診の今後の課題 ………………… 峯　眞人　16
プライマリ・ケアの立場からみた乳幼児健診の心得 ………………… 鈴木英太郎　22
乳幼児健診における子どもの栄養・食生活の心配ごと ………………… 石川みどり　26

II章　月齢別 乳幼児健診のポイント

1か月児健診のポイント ………………………………… 西澤善樹　36
3〜4か月児健診のポイント ……………………………… 立麻典子　45
10〜12か月児健診のポイント ……………………………… 児玉和彦　52
1歳6か月児健診のポイント ……………………………… 佐古篤謙　61
3歳児健診のポイント …………………………………… 田中久也　68
5歳児健診のポイント …………………………………… 澁井展子　75

III章　こんなケースに出会ったら

食物アレルギーがある子ども ……………………………… 西本　創　84
成長障害，運動発達が遅れている子ども ……………………… 田中秀朋　90
心の発達に問題がある子ども ……………………………… 南　武嗣　95
皮膚科的疾患がある子ども ………………………………… 定平知江子　100
股関節脱臼や四肢に異常がある子ども ……………………… 林田洋一　106
眼科的疾患がある子ども ………………………… 笹野光矢，杉山能子　115
耳鼻咽喉科的疾患がある子ども …………………………… 坂田英明　120
言語発達に問題がある子ども ……………………………… 坂田英明　126
外性器に異常がある子ども ………………………………… 市橋洋輔　131
神経疾患がある子ども …………………………………… 百崎　謙　136

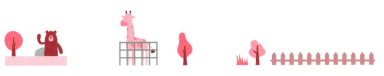

 外科的に扱われる可能性がある子ども ……………………………… 小森広嗣　142
 歯科的に問題がある子ども …………………………………………… 原 智樹　148

Ⅳ章　忘れちゃいけない親のケア
 育児不安をもった親にかかわる ……………………………………… 吉永陽一郎　156
 母乳と離乳食について ………………………………………………… 瀬尾智子　161
 夜泣きの相談 …………………………………………………………… 原木真名　167
 機能不全家族への対応 ………………………………………………… 澤田 敬　173

Ⅴ章　スキルアップ
 乳幼児健診の質をあげる取り組みの実践例 ………………………… 小林 治　184
 役立つ臨床遺伝学の知識 ……………………………………………… 坂爪 悟　189
 予防接種と乳幼児健診 ………………………………………………… 細部千晴　197
 すでに診断されている健康問題をもった子ども，親への対応 …… 原 朋邦　203

コラム
 助産師からみた新生児訪問の現状 …………………………………… 竹内理恵子　44, 51, 60, 67, 74
 乳幼児健診と貧血 ……………………………………………………… 原 朋邦　89, 105, 135, 141
 1人親家庭への対応 …………………………………………………… 澤田 敬　159, 165, 171, 180
 健診余話 ………………………………………………………………… 時松 昭　188, 196, 202, 207

 索引 ……………………………………………………………………………………… 209

本書では各月齢における乳幼児健康診査に関して，1か月児健診，3～4か月児健診，
10～12か月児健診，1歳6か月児健診，3歳児健診，5歳児健診の表記で統一しています.

I 章
乳幼児健診を取り巻く現状

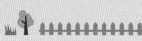

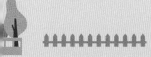

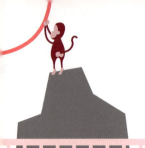

「健やか親子21」を軸とした乳幼児健診の現状

　乳幼児健康診査(以下，乳幼児健診)は，母子健康手帳の活用とともにわが国の母子保健の基盤事業であり，高い受診率に示されるように住民にしっかりと根づいた制度である．しかし，「健やか親子21」最終報告書では，乳幼児健診事業の内容や手技が標準化されていないなどの課題が指摘された[1]．本項では厚生労働省などの研究班の成果に基づいて，乳幼児健診の現状と現場の従事者が取り組むべき方向性を示したい．

「健やか親子21」における乳幼児健診の位置づけ

　「健やか親子21」は，21世紀の母子保健の主要な取り組みを提示する国民運動計画である．2001年の開始時，子育て支援に重点を置いた乳幼児健診の実施が指標に設定され，乳幼児健診の目的として子育て支援の視点が明確化された．平成27(2015)年度からの「健やか親子21(第2次)」では，乳幼児健診事業を標準化するため，市町村が評価体制を構築する指標と，県型保健所が市町村の評価体制構築を支援する指標が設定された．
　乳幼児健診事業は母子保健法に基づいて実施されている．1歳6か月児健診と3歳児健診は，法定健診ともいわれてすべての市町村で実施されているが，これ以外

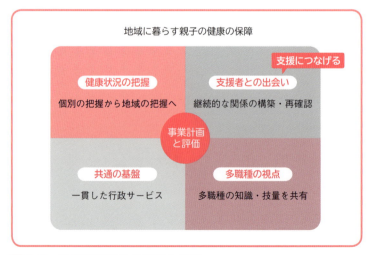

図1-1　乳幼児健診の今日的な意義

は，3〜4か月児健診，9〜10か月児健診，5歳児健診など市町村が対象時期を定めることができる．集団健診では，医師・歯科医師，保健師以外に，市町村によって（管理）栄養士，歯科衛生士，心理職，保育士などさまざまな職種が従事し，個別健診でも，従事職種は医療機関ごとに異なる．つまり，乳幼児健診の実施状況は，市町村により大きな違いがある．

「健やか親子21（第2次）」では，子どもの貧困や健康格差を背景に，すべての国民が地域や家庭環境などの違いにかかわらず，同じ水準の母子保健サービスが受けられることを目指している．標準的な乳幼児健診と保健指導を検討した研究班では，親子の健康を保障するための乳幼児健診の今日的な意義として，次の4点を示した[2]．

①健康状況の把握	：受診者個々の健康状況の把握に加え，問診情報の集計などにより地域の健康状況を把握すること．
②支援者との出会い	：親子が支援者と出会う場であるとともに，支援者との継続的な関係を構築・再確認し，すべての親子を必要な支援につなげること．
③多職種の視点	：多職種が有する知識や技量を共有し，従事する職種が限られていても，医師を含めて，すべての従事者が多職種の視点で保健指導を行うこと．
④共通の基盤	：すべての都道府県と市町村が，地域の状況に合わせて工夫をするとともに，一貫した行政サービスを提供するための共通の基盤を整えること．

これらの意義を事業展開するために必要なのが，事業計画に基づいた実施と評価である（図 1-1）．

スクリーニングの視点と支援の視点

乳幼児健診には，従来行われてきた子どもの健康状況の把握に加えて，親子の状況の把握と支援の必要性の検討が求められている．スクリーニングの視点と支援の視点が必要である（図 1-2）．

1 疾病スクリーニングと精度管理

疾病スクリーニングの精度管理は，乳児の股関節脱臼や3歳児健診の視覚・聴覚検査など対象となる疾病を特定し，健診後のフォローアップ業務として医療機関の精密検査結果を把握する．精度管理には，判定の標準化のために医師の判定状況を集計し，数値指標（有所見率，フォローアップ率，発見率と陽性的中率）を用いる[3]．

I 乳幼児健診を取り巻く現状

母子保健課調査（2016年度）では339市町村（19.5%）が，疾病のスクリーニング項目に対する精度管理を実施しているとの回答であったが，研究班調査[4]では数値指標を用いた精度管理の実施率は1割に満たない．医師の判定のばらつきにも大きな課題がある[5]．市町村は，都道府県と連携して，対象とする疾病を特定し，標準的な判定基準を用いるとともに，精密検査医療機関との連携が必要である．

2 子育て支援の必要性の検討

子育て支援の必要性を検討するには，健診後のカンファレンスなどを活用し，従事者間での十分な情報共有と多職種の視点が必要である．判定には，子育て支援の必要性の判定[6,7]など標準化された判定区分を用いる．健診未受診者は，健診後のフォローアップ業務として現認*して必要な支援につなげる．現状では，集団健診後のカンファレンスに，健診担当医が参加している市町村は1割に満たない．個別健診を行う医療機関と市町村との，支援対象者に関する情報共有には大きな課題がある[8]．

母子保健課調査（2016年度）では，1,320市町村（75.8%）が，支援の必要な対象者のフォローアップ状況について評価していると回答したが，研究班調査では，ほとんどが個別ケースの評価に留まっている[9]．事業評価が実施できる体制の構築が必要

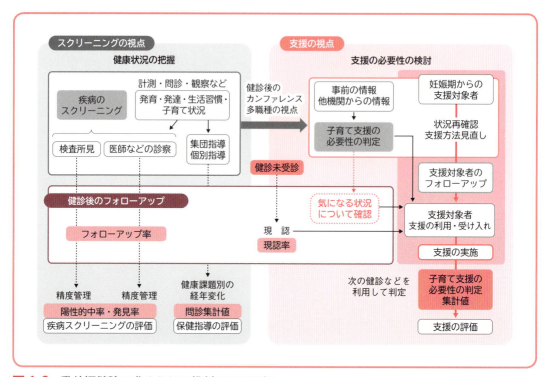

図 1-2　乳幼児健診に求められる役割とその評価

＊：保健師もしくは関係機関や関係者が目視により児を確認すること．

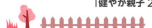

である．

　国が全国展開を目指している子育て世代包括支援センターには，妊娠初期から子育て期にわたり，保健・医療・福祉・教育などの地域の関係機関による切れ目のない支援が求められる[10]．ほとんどの市町村が実施している3〜4か月児健診と，法定健診である1歳6か月児，3歳児健診を，未受診者も含めたすべての親子の状況を確認する機会と位置づけ，定期的に支援やフォローアップの状況を見直すことで，一貫した支援の評価につなげることができる．

乳幼児健診と他健診事業等との連携
―今後に向けて

　乳幼児健診は，妊婦健診や学校健診とともに，一貫して健康の保障（保持・増進）を目的としている．住民のライフサイクルのなかで，健やかな次世代を継承することを目指す，いわば「基本領域」と考えることができる（図1-3）．

　乳幼児健診と学校健診では，身長・体重などの身体測定，問診や診察により子どもの健康状況が把握されている．妊婦健診は，近年，産婦健診も開始されて，妊産婦のメンタルヘルスや社会的要因を把握する役割も果たすようになった．乳幼児健診との連携で，親と子の社会的な健康も保障する役割が求められている．乳幼児健診で取り

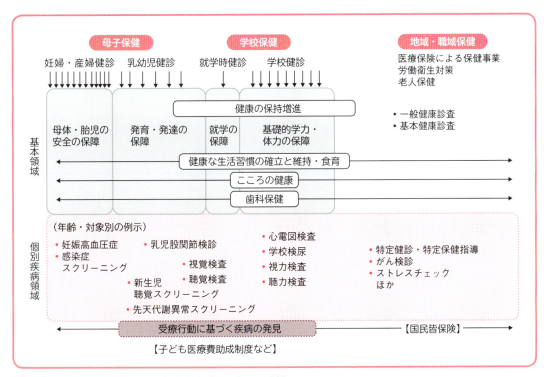

図1-3　乳幼児健診事業と他健診事業などとの連携

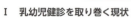

I 乳幼児健診を取り巻く現状

扱う発達の保障は，就学時健診や学校健診との連携により，特別支援教育などに橋渡しする取り組みが始まっている．

一方，わが国では国民皆保険制度が整い，現在すべての市町村において，子ども医療費助成制度などの医療費を援助する制度が利用できる．これらの医療制度は，何かおかしいと気づいた親が医療機関を受診するモチベーションを高め，事実上，疾病を早期に発見する役割も担っている．さらに，小児科クリニックを中心に，一般診療のなかでのいわゆる「子育て相談」に対する関心も高い[11]．

わが国には，妊婦健診・産婦健診，乳幼児健診，学校健診などの健診事業，および小児医療体制などの基盤は整っている．すべての子どもの疾病が遅滞なく発見され，すべての親子に必要な支援を届けるために，今後，異なるシステム間での情報の共有と利活用が求められる．

参考文献

1) 「健やか親子21」の最終評価等に関する検討会（座長：五十嵐 隆）：第5検討会において指摘された今後の課題．「健やか親子21」最終評価報告書，30-34，2013．
2) 平成26年度厚生労働科学研究費補助金（成育疾患克服等次世代育成基盤研究事業）乳幼児健康診査の実施と評価ならびに多職種連携による母子保健指導のあり方に関する研究班：乳幼児健診の意義．標準的な乳幼児期の健康査と保健指導に関する手引き～「健やか親子21（第2次）」の達成に向けて～，3-5，2015．
3) 山崎嘉久：乳幼児健診の新たな動き．母子保健，693：8-9，2017．
4) 平成27年度国立研究開発法人日本医療研究開発機構（成育疾患克服等総合研究事業）乳幼児期の健康診査を通じた新たな保健指導手法等の開発のための研究班：論点10 疾病スクリーニングの判定結果の精度管理．乳幼児期健康診査における保健指導と評価の標準的な考え方，68-72，2016．
5) 山崎嘉久：小児保健の課題と展望「健やか親子21（第2次）」の達成に向けて．小児科，56（5）：679-687，2015．
6) 愛知県健康福祉部・愛知県母子健康診査等専門委員会・愛知県小児保健協会（編）：子育て支援・保健指導．愛知県母子健康診査マニュアル，改訂第9版，188-194，2011．
7) 山崎嘉久：乳幼児健診における新しい評価の視点．日本小児科医会会報，43：155-159，2012．
8) 平成27年度国立研究開発法人日本医療研究開発機構（成育疾患克服等総合研究事業）乳幼児期の健康診査を通じた新たな保健指導手法等の開発のための研究班：論点7 委託医療機関との子育て支援に関する情報連携．乳幼児期健康診査における保健指導と評価の標準的な考え方，50-54，2016．
9) 平成27年度国立研究開発法人日本医療研究開発機構（成育疾患克服等総合研究事業）乳幼児期の健康診査を通じた新たな保健指導手法等の開発のための研究班：論点11 支援対象者のフォローアップの妥当性の評価．乳幼児期健康診査における保健指導と評価の標準的な考え方，73-82，2016．
10) 平成28年度子ども・子育て支援推進調査研究事業「子育て世代包括支援センターの業務ガイドライン案作成のための調査研究」班：第2 子育て世代包括支援センターの役割．子育て世代包括支援センター業務ガイドライン，3-9，2017．
11) 吉永陽一郎：育児不安や育児相談にどのように小児科医がかかわるのか．小児科臨床，68（増刊）：2307-2310，2015．

〔山崎嘉久〕

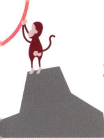

行政の立場からみた乳幼児健診の現状と今後の課題（都市部）

はじめに

　乳幼児健康診査（以下，健診）は，母子保健活動のさまざまな事業の中心であり，また住民である親子にとって，行政機関の支援者と接する最もよい機会となっている．

　母子保健法で規定されている乳幼児健診は，1歳6か月児と3歳児健診の2回のみであるが，ほぼ全国の自治体が，母子保健法に規定された以上の健診回数を実施しており，対象年齢や健診項目などは，自治体それぞれの工夫がなされている．

　本項では，都市部の自治体である東京都特別区の乳幼児健診を中心に，行政が健診の前後に取り組んでいる事業など，健診のバックヤードも含めて記述することで，実地医家のみなさんに理解と協力をいただく一助になることを目的とする．

東京都の乳幼児健診

　東京都では全62市区町村で共通に，1歳6か月児と3歳児に加えて，3～4か月児，6～7か月児，そして9～10か月児の健診を実施しており，居住する自治体以外でも健診委託されている都内の医療機関であれば無料で受診できる仕組みとなっている．なお保健センターなどで行政が直営で実施する健診に限っては，居住自治体からの依頼文書により，都内外に限らず全国で無料で受診することが可能である．近年の各健診の受診率を**表1-1**に示す．

　これらに加えて，5歳児内科健診や，多様な年齢の歯科健診が，いくつかの自治体で実施されている．

多職種の専門家のかかわり

　乳幼児には，その発育発達段階に合わせた多分野での細かい支援や指導が必要である．そのため，内科診察を担当する医師（主に小児科医）のみならず，歯科医師，保健師，助産師，看護師，歯科衛生士，管理栄養士・栄養士，心理職などの専門職種の関与が一般的である．

　地域のこれら専門職種のネットワークを活用して，多職種の専門家を健診時に確保することが，行政側の重要な役割である．診察医の確保には，地元医師会を通して，あるいは近隣の病院から医師を派遣してもらっている．東京都特別区では小児科医の

Ⅰ　乳幼児健診を取り巻く現状

表 1-1　東京都特別区における健康診査受診率

対象年齢	2013年度 区部	2013年度 都全体	2014年度 区部	2014年度 都全体	2015年度 区部	2015年度 都全体	2015年度 全国
3～4か月児	95.9	96.1	95.5	96.1	95.6	96.0	95.6※1
6～7か月児	89.5	90.3	88.7	89.8	90.9	91.5	83.7※2
9～10か月児	85.5	86.9	85.9	87.3	87.2	88.3	84.2※3
1歳6か月児	89.6	91.1	91.1	92.1	90.1	91.6	95.7
3歳児	91.0	91.7	92.1	92.9	92.0	92.7	94.3

※1：3～5か月児　　※2：6～8か月児　　※3：9～12か月児（%）

人数が比較的多いこと，また保護者からの要望が強いことから，診察医はほぼ小児科医が担当している．

健診後には従事した多職種によるカンファレンスを必ず行い，それぞれの視点からフォローアップが必要と思われる親子を抽出し，他機関連携も含めて今後の方針を共有している．このカンファレンスは，保健師が管理運営している．

集団健診と個別健診

健診の形態は，保健センターなどで行う集団（直営）健診と，医師会などの医療機関を個別に受診する個別（委託）健診とがある．地域デビューともいえる3～4か月児健診ならびに，尿検査，聴覚ならびに視覚検査がある3歳児健診は，集団健診で行っている自治体が大多数である．そのほかの健診では，6～7か月児ならびに9～10か月児健診は，東京都の全市区町村が医療機関への委託である．また特別区では，1歳6か月児健診のうち内科健診を医師会などに委託した個別健診が増えてきており，2016年5月時点で23区中18区で個別健診が行われている．しかし集団健診と比較して受診率は若干低い傾向がある．

個別健診の場合でも栄養や歯科保健の相談・集団指導は保健センターで実践しており，別日に来所してもらう．また，医療機関での健診で，経過観察や継続支援の必要が生じたケースは，保健師による個別相談や，保健センターなどで実施するさまざまな母子保健事業の利用を促すこととなる．

集団健診のメリットは，何といっても多職種の専門家の関与があることで，多面的包括的なチェックと相談支援が1ヵ所でできることである．**表 1-2**にそれぞれの特徴を比較して示す．

なお，個別健診の委託先である医療機関からの視点による，集団健診と個別健診の比較はp.17を参照されたい．

表 1-2　集団健診と個別健診の特徴

	利用者にとって		実施者＝行政側にとって	
	よい点	欠点	よい点	欠点
集団健診	・多種の専門家からの助言・指導を受けることができる ・1回の来所で済む ・地域の仲間づくりにつながる	・日時の選択ができない ・他児との比較をして不安を感じてしまう	・多種専門家による総合的な評価ができる ・未受診者の把握が早くできる ・医師の見立てや指導状況が共有できる	・多職種の人員確保と調整が必要である
個別健診	・保護者の都合や児の体調に合わせて，日時の選択ができる ・かかりつけ医での継続的な診察と相談ができる ・予防接種が同時にできる場合がある	・複数の機関に行く必要がある	・保健センターでの栄養・歯科相談プログラムに時間的余裕ができる	・保健センター来所率が下がりやすい ・未受診者の把握に時間を要する

ハイリスク親子・健診未受診者の対応

　ハイリスク親子や健診未受診者の対応は，発育や健康状態の把握のみならず，児童虐待予防や所在不明児の確認にもつながるものである．

　健診前には，妊娠期からの情報をもとにハイリスク親子かどうかのアセスメントをし，健診当日は，児の保清状況，食事状況，う蝕数などが，育児ネグレクトのチェック項目となっている．健診後のカンファレンスにより，総合的に要支援家庭かどうかを確認し，必要に応じて関連機関との連絡をとっている．

　健診未受診者には，電話連絡や文書送付，さらに地区担当保健師による訪問を行っている．状況により，保育所などへの通所確認，要保護児童対策地域協議会への情報提供も段階的に行っている．また外国人と思われる家庭へは，多言語で勧奨文書を送付したり，最終的には入国管理局への問い合わせを行うことがある．

保育所・幼稚園との連携

　保育所でも，健診の受診状況を把握しつつ，未受診児には受診を促し，また日常保育で行動などが気になる児に対し，保護者に健診受診や相談を促している．保護者がなかなか気づかない，認めないような場合などでは，保育士からの情報提供があれば，健診時の医師や保健師・心理職などのアセスメント結果をフィードバックすることもある．

I 乳幼児健診を取り巻く現状

その他の事業やサービス

　受診率がおおむね90％の乳幼児健診の場は，児童館，子育て支援センター，図書館などの地域資源の紹介リーフレットを配布したり，関連するさまざまな行政部署や機関からの情報提供の場としても，たいへん有効である．場所や時間の制約があるなかで，それらの活用の申し出を整理調整することを保健センターで行っている．

ⅰ）絵本との出会い
　自治体からの絵本プレゼント（ブックスタート）や，待ち合いの場で図書館ボランティアなどにより絵本の読み聞かせを行い，保護者に読み聞かせの方法を伝えている．

ⅱ）産婦健診
　3〜4か月児健診時に母親に対しての健診を実施している自治体がある．

ⅲ）保護者向けの健診
　たとえば大田区では，保護者に対し39歳以下区民健診事業（有料）を，3〜4か月児ならびに3歳児健診時に実施している．希望者に対しては，骨密度測定も行われる．

おわりに
　乳幼児健診を通して，地域のなかで親子のニーズに合わせた支援ネットワークの構築につながることができる．その調整の窓口を地元自治体の保健師が担っているので，ぜひ気になる児や保護者がいた場合には，保健師への連絡をお願いしたい．
　近年は，就労している母親が増加してきており，とくに1歳6か月児ならびに3歳児健診の個別健診化や，土日実施の要望が高まってきている．健診の質を保ちつつ，どのように住民のニーズに応えるか，行政側は日々奮闘している．

参考文献
1) 乳幼児健康診査の実施と評価ならびに多職種連携による母子保健指導のあり方に関する研究班：標準的な乳幼児期の健康診査と保健指導に関する手引き〜「健やか親子21（第2次）」の達成に向けて〜，平成26年度厚生労働科学研究，2015．
2) 乳幼児期の健康診査を通じた新たな保健指導手法等の開発のための研究班：乳幼児健康診査における保健指導と評価の標準的な考え方─全国調査データと標準的な乳幼児健康診査モデル作成のための論点整理─，平成27年度国立研究開発法人日本医療研究開発機構（AMED），2016．
3) 東京都福祉保健局少子社会対策部家庭支援課：母子保健事業報告年報，平成26年，27年，28年版，2015，2016，2017．
4) 厚生労働省：平成27年度地域保健・健康増進事業報告の概況，2017．

（渡邉洋子）

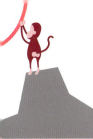

行政の立場からみた乳幼児健診の現状と今後の課題（へき地）

 人口が1万人を下回ると小児科医がいる割合が低下する（図1-4）[1]

2010年国勢調査[2]と同年の医師・歯科医師・薬剤師調査[3]を調べてみると，小児科医がいる市町村の割合は図1-4[1]のようになる．主たる小児科標榜医（以下，小児科医）のいる市町村の割合は，「1万～3万」の人口規模では60％，「7万以上」の人口規模では，ほぼ100％となっていた．一方，従たる小児科標榜医（以下，内科・小児科医）がいる町村の割合は，「1千未満」でも23％，「5千～1万未満」では50％を超えていた[1]．

したがって小児科医がいない小規模な町村では，ほかの市町村から小児科医の派遣を受けるか，町村内の小児科医以外の医師に依頼して乳幼児健診を実施することになる．

なお，本項は2010年のデータをもとに執筆しているが，現在の状況と比べても大きな傾向の違いはないと考える．

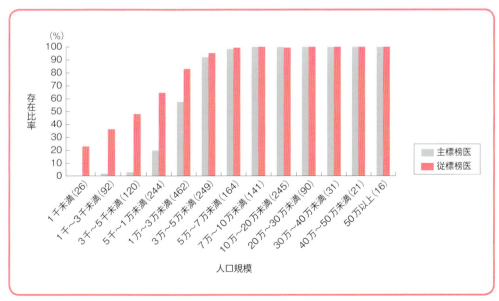

図1-4 市区町村の人口規模と小児科標榜医（主および従）の存在比率
（　）内の数字は2010年時の市町村数を示す． （文献1）より）

Ⅰ 乳幼児健診を取り巻く現状

全国の小児科医のいない町村の30％で小児科医以外の医師による乳幼児健診が実施されている (表1-3)[4]

小児科医がいない町村が，何科の医師に乳幼児健診を依頼しているかを**表1-3**に示す[4]．小児科医の派遣をほかの市町村から受けて乳幼児健診を行う町村が69.7％を占める反面，30.3％の町村が小児科医以外の医師（内科・小児科医：14.9％，小児科標榜なし：10.3％，診療科の指定なし：5.1％）による乳幼児健診を実施していた．しかし，地方によって差がみられた．

表1-3 乳幼児健診を担当する医師の標榜診療科
（小児科標榜医不在175町村，2013年11月調査）

地 方	回答/対象町村数	小児科（主たる標榜）	内科・小児科（従たる標榜）	小児科標榜なし	指定なし
北海道	49/53	37	6	6	0
		75.5％	12.2％	12.2％	0.0％
東 北	31/48	22	7	1	1
		71.0％	22.6％	3.2％	3.2％
関 東	12/17	3	7	0	2
		25.0％	58.3％	0.0％	16.7％
中 部	24/37	15	3	4	2
		62.5％	12.5％	16.7％	8.3％
関 西	14/19	5	3	4	2
		35.7％	21.4％	28.6％	14.3％
中 国	6/10	6	0	0	0
		100.0％	0.0％	0.0％	0.0％
四 国	8/10	8	0	0	0
		100.0％	0.0％	0.0％	0.0％
九州・沖縄	31/37	26	0	3	2
		83.9％	0.0％	9.7％	6.5％
総 計	175/231	122	26	18	9
		69.7％	14.9％	10.3％	5.1％

（文献4）より）

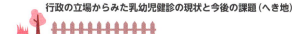

表1-4 小児科標榜医がいない204町村へ派遣される健診担当医の標榜診療科
(平成25年11月調査)

医師派遣元		標榜診療科	町村数	比率
町村内			37	18.1%
		小児科標榜医以外	23	11.2%
		診療科の指定なし	14	6.9%
町村外			167	81.9%
	二次医療圏内		136	66.7%
		小児科医	120	58.8%
		内科・小児科医	14	6.9%
		小児科標榜医以外	2	1.0%
	二次医療圏外		31	15.2%
		小児科医	30	14.7%
		内科・小児科医	1	0.5%
総計			204	100.0%

二次医療圏外からの内科・小児科医の派遣を受ける1町は，県の医師会からの派遣である． (文献5)より)

　小児科医がいない町村へ乳幼児健診を行う医師がどこから派遣されているかを**表1-4**に示す[5]．**表1-3**の文献と引用が異なるため解析対象の母数は異なるが，町村内の他の診療科の医師が健診を担当する割合が18.1％を占めていた．

　一方，残りの81.9％は町村外の医療機関から健診担当医の派遣を受けていた．うち，66.7％は二次医療圏内からの派遣であった．また，二次医療圏外から健診担当医の派遣を受ける町村が15.2％を占めていた．

小児科医がいる市町村といない町村で受診率および異常を指摘される割合に大きな差はない(表1-5)[4]

　小児科医がいる市町村といない町村の1歳6か月児健診の受診率は，94.4％および93.3％であり，3歳児健診の受診率は91.9％および92.6％であった．

　また，小児科医がいる市町村といない町村の1歳6か月児健診で，異常（「既医療」，「要観察」，「要医療」，「要精密」）を指摘される割合は27.3％および25.8％，3歳児健診で異常を指摘される割合は，29.7％および30.0％であった．

　1歳6か月児健診で異常を指摘される割合は，小児科医がいない町村で若干低いものの，3歳児健診ではほとんど差がみられなかった．つまり，小児科医のいない町村においても，乳幼児健診で指摘された異常が見逃されたまま経過するわけではない．

Ⅰ　乳幼児健診を取り巻く現状

表 1-5　市町村の小児科標榜医の有無と乳幼児健診における受診割合，異常判定割合
（2011 年度，全国 1,738 市町村）

	1歳6か月児健診 小児科標榜医 あり	p 値	なし	3歳児健診 小児科標榜医 あり	p 値	なし
市町村数	1,507		231	1,507		231
対象者数（人） 受診者数（人） 受診割合（%）	1,096,462 1,035,254 94.4%	0.000	8,289 7,737 93.3%	1,111,309 1,021,521 91.9%	0.017	8,701 8,059 92.6%
判　定 異常なし 異常あり 異常判定割合（%）	717,362 269,778 27.3%	0.003	5,735 1,998 25.8%	692,098 292,012 29.7%	0.491	5,626 2,414 30.0%

（文献 4）より）

医療資源の乏しい地域では小児科以外の医師の乳幼児健診への参画が不可欠である

　小児科医がいない町村の約 30％においては，小児科医以外の医師が参画することにより，小児科医がいる市町村と同等の乳幼児健診受診率が確保され，また，健診の質においても大きな差異が生じていない．

　小児医療資源はどの地域においても潤沢であるとはいいがたい．とくに，小児科医が乏しいへき地においては，乳幼児健診の際に小児科以外の医師の参画も求める必要がある．小児科専門医よりも技術や知識が乏しいのであれば，技術や知識を習得する機会を設けるべきである．

　小児救急の講習会が小児科医以外の医師に対して全国各地で開催されている[6]．同様の講習会を開催することによって，小児科医以外の医師が乳幼児健診に参画する機会を増やすべきである．

参考文献

1) 江原 朗：人口規模別に見た市町村における小児科標榜医の存在について―標榜様式による比較―．日本小児科学会雑誌，117（12）：1930-1934, 2013.
2) 総務省統計局：平成 22 年国勢調査．2011.
   http://www.stat.go.jp/data/kokusei/2010/
3) 厚生労働省大臣官房統計情報部：平成 22 年（2010 年）医師・歯科医師・薬剤師調査．2011.
   http://www.mhlw.go.jp/toukei/list/33-20.html

4) 江原 朗：小児科標ぼう医不在町村における乳幼児健診・予防接種の実施について：全国調査. 厚生の指標, 62 (12)：22-27, 2015.
5) 江原 朗：小児科標榜医不在町村に対する乳幼児健診担当医の派遣について. 日本医師会雑誌, 143(8)：1723-1727, 2014.
6) 山中 樹：北海道における小児救急の現状と小児救急地域医師研修会について. 北海道医報, 第1092号：12-15, (平成21年9月1日), 2009.

（江原 朗）

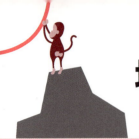

地域医師会長の立場からみた乳幼児健診の今後の課題

はじめに

　乳幼児健診には市町村が主体となって行う公的健診と，個々の医療機関などが独自に行う私的健診とがある．さらに公的健診には，市町村などの行政が地域の保健センターなどを利用して行う集団健診と，市町村が契約した医療機関が自施設で行う個別健診とがある．

　本項では，当院が存在するさいたま市において，筆者が2016年6月末まで務めた一般社団法人岩槻医師会会長として，また小児科医としての経験をもとに，今後の課題と行政との契約のもとに行われる公的健診における質の確保の重要性，地域・多職種連携の意味について述べることとする．

公的乳幼児健診

　乳幼児健診は，胎児期からの健診（プレネイタルビジット），2週間健診，1か月児健診，3〜4か月児健診，6〜7か月児健診，10〜12か月児健診，1歳6か月児健診，3歳児健診，5歳児健診，就学児健診などがあるが，1歳6か月児，3歳児健診は母子保健法第12条で行うことが義務づけられている健診であり，1997年度から実施主体が都道府県から市町村へと移管されている．

　乳児期の健診時期としては多くは4か月健診が選択され，3歳児の健診時期としては，視聴覚健診の自宅でのアンケートへの回答の妥当性の観点から3歳6か月から4歳の間に行われている地域が多い．

　母子保健法に基づく乳幼児健診は公的健診であり，基本的にはすべての子どもたちが無料で受けることができる健診である．以前の乳幼児健診は多くの自治体では集団健診として行われていたが，近年ではかかりつけ医による個別健診が多くなってきている．ちなみにさいたま市は，公的健診に加えて4か月健診，10か月児健診，1歳6か月児健診，3歳児健診のすべてが無料化のうえ個別健診として実施されている．

　公的健診はその地区の医師会が窓口となり，さいたま市が医療機関や医師と契約を結び，健診を実施している．そこで，健診における質の確保のためには，市町村と医師会とが協力した質の確保のための工夫が必要になる．

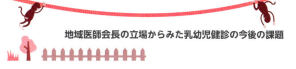

集団健診と個別健診の質の確保

　公的乳幼児健診における質の確保は，集団健診か個別健診かによってその問題点が異なり，双方の健診の問題点を解決することが質の確保につながる．医師会として，対応や工夫が必要な問題点を以下に列挙する．

①集団健診の問題点
- 健診日を選べない
- 待ち時間が長い
- 健診医を選択できない
- 個々の発達の継続的管理が困難
- 家族への説明が不十分になりやすい
- 関係職種による説明に不一致が生じることがある
- 医療機関との連携が取り難い

②個別健診の問題点
- 健診医のレベルの差が大きい
- 健診スタッフの職種，数，質に差がある
- 受診者満足度に差がある
- 事後指導，療育体制との連携が難しい
- 統計処理が難しい

　ついで集団健診，個別健診双方の問題点解消への工夫を提示する．

①集団健診の工夫
- 受付時間の細分化による待ち時間の短縮と，待ち時間の有効利用（会場設定，空き時間利用の工夫，育児支援資料の準備，絵本・おもちゃなどの整備など）
- 受診者個々のニーズの把握（健診予定者個々の相談希望内容の事前把握と対応職種への事前報告，満足度調査など）
- 乳幼児健診に関する一次健診担当医師と精密健診担当医師との情報交換機会の確保
- 健診票・問診項目の工夫

②個別健診の工夫
- 健診医への研修の実施による質の確保
- 判断基準の統一性の確保
- 健診票・問診項目の工夫
- 行政担当者との情報の共有

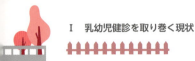
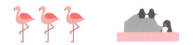

I 乳幼児健診を取り巻く現状

- 他科，他職種との連携体制の構築
- 事後評価のための統計処理体制の構築

集団・個別健診のいずれの場合も，行政と担当医の間に入って調整や制度設定にかかわるのは医師会の役目である．

健診票・問診項目の工夫

上記の集団健診と個別健診の問題点解消への工夫として，非常に重要なのが健診票の内容と問診項目の工夫である．

健診票に関する詳細は他稿に譲るとして，基本的に健診票はそれ1枚で対象児の過去と現在の状況，養育者の育児姿勢や感情，児と家族のもつ問題点などが把握でき，それをもとに育児支援，家族支援，精密健診，診断・判断，治療・介入などへと展開できる情報が網羅されているものでなければならない．

以下にさいたま市公的健診票の記載項目のみを示す．

> **A. 養育環境状況**
> 1. 家族状況 2. 家族の病気 3. 主な養育者
>
> **B. 子ども自身の過去と現在の状況**
> 1. 出生時の状況 2. 既往歴 3. 健診受診状況と結果とかかりつけ医の有無
> 4. 発達歴 5. 予防接種歴 など
>
> **C. 健診票の質問項目**
> 「身体発育のチェックに関する質問」，「運動発達のチェックに関する質問」，「精神言語発達のチェックに関する質問」，「生活習慣・しつけ，食事・食習慣に関する質問」，「育児環境・育児感情に関する質問」など
>
> **D. 健診所見記載**
> 「身体計測値」，「診察所見」
>
> **E. 結果表記**
> 1. とくになし 2. 当院にて指導済み 3. 経過観察 4. 再検査 5. 精密健康診査紹介 6. 乳幼児発達健康診査紹介 7. 要治療 8. 加療中または経過観察中

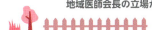

F． 保健センターへの指示
1．問題なし　2．受診勧奨　3．育児支援　4．栄養指導　5．その他

　さいたま市では，上記結果表記で，健診医の判断としての保健センターへの指示項目で「1.問題なし」であっても，保護者への各質問項目で「カギ」と判断される質問項目への回答に問題や疑問がある場合は，保健センター職員，発達専門医などが独自の判断で家族や対象児に積極的にかかわることにより，発達支援や育児支援が早期に開始できるような仕組みになっている．つまり事前に行政，とくに保健センターと医師会の間で，前述のような健診票の取り扱いに関する約束が取り交わされているのである．

　さらにさいたま市では現在，2019年度に向けて，さいたま市既存の4医師会(浦和・大宮・与野・岩槻の4医師会)各代表の小児科医4名，さいたま市の療育センター小児科医2名，保健所・保健センター担当者，加えてアドバイザーとして小児専門の耳鼻科医，眼科医，整形外科医などが協同で健診票の内容の改定と，医療機関向けの乳幼児健診マニュアルの改訂作業を進めている．

　本作業では，健診票と結果の的確な運用により，乳幼児の将来の成育に影響を及ぼす身体的疾患・機能性疾患の早期発見と診断，言語発達面の評価を中心として自閉症スペクトラム障害などの発達障害を疑わせる児の早期の抽出と対応，子ども虐待が起こり得る環境の早期の把握などを目標に議論が進んでおり，医師会代表者が複数の専門医師への橋渡し役を果たすなどして，市の担当者からの窓口としての役割を果たしている．

乳幼児健診による育児不安の把握と支援

　十数年前から，乳幼児健診の目的は疾病志向から健康志向へ，保健指導から育児支援へと変化し，スクリーニングから育児支援まで幅広く網羅するための連携作りの場としての役割が第一となった．

　今の時代に必要な子育て支援のポイントは，結婚，妊娠，出産，子育て，教育までを通した，乳幼児から思春期までの切れ目ない情報提供，情報共有，支援体制整備である．

　小児にかかわる問題と内容を切れ目ない支援につなげていくためには，現在高齢者医療支援体制に導入されている地域包括ケアという考え方が参考になる．

　子どもをもつ家族にとって，子どもの年齢にかかわらず困ったこと，疑問に思うこと，確認したいこと，知っておきたいことなどをみたり，聞いたり，話したりすることのできる場所があること，できればそれが1つの場所であることは非常に重要である．

　図1-5は，2015年6月14日，日本小児科医会総会フォーラム大分において，日

I 乳幼児健診を取り巻く現状

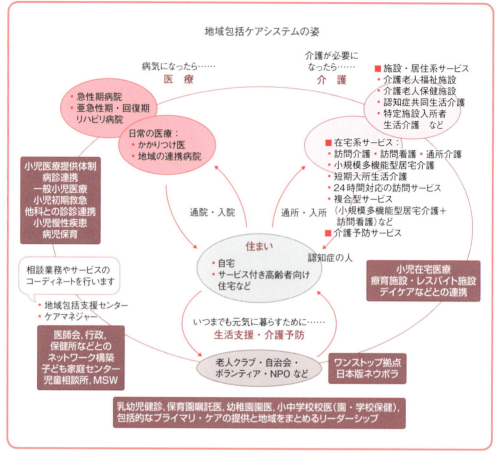

図 1-5 子どもの地域包括ケア～地域で継続的に子どもの生育を見守る～

(2015 年 6 月 14 日　日本小児科医会総会フォーラム大分　神川 晃先生資料より)

本小児科医会副会長，神川 晃先生より示された「子どもの地域包括ケア」の形である．この図から育児支援体制が，妊娠期から成人期まで切れ目のない体制構築が必要なことがわかる．

今しばらくは，医師会を中心とした地域包括ケアシステムの構築は医師会の仕事の最重要テーマであるが，このシステム内に子どもの目線が入っていないことはあってはならない．

乳幼児健診のマインドとシステム

乳幼児健診の大きな目的が，疾病のスクリーニングや早期発見から育児支援へと変わり，健診医だけでなく，子どもたちにかかわる多くの職種の方の技術やマインドも，子どもの社会性の発達までも考慮した健診を行うことが求められる時代になった．

しかし当然のことながら，疾病のスクリーニングや早期発見が必要なくなったわけ

ではない．乳幼児健診という場で，一見何も問題のなさそうにみえる子どもや家族を前にして，質の高い健診を行うためには，健診後の事後措置やフォローアップ体制をも加味した，行政と健診医との連携体制を構築することがきわめて重要である．

　このようなシステムづくりにおいて，しっかりと子ども目線・社会目線をもった組織として，医師会の果たす役割は大きいといえる．

〔峯　眞人〕

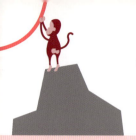

プライマリ・ケアの立場から みた乳幼児健診の心得

はじめに

　乳幼児健診とは，児の成長・発達，育児環境，母親をはじめとする家族の育児姿勢，環境などについて健診の名のもとに聞き取りを実施するものである．

　乳児期の健診は厚生労働省下で，幼児期の健診は母子保健法に基づき行われ，公的健診対象は 3 〜 4 か月児，6 〜 7 か月児，1 歳 6 か月児，3 歳児である．任意では 1 か月児，10 か月児，1 歳児，2 歳児，4 歳児，5 歳児などがあるが，1 か月児健診は公的健診に準じている．多くの市町村では集団健診か個別健診として医療機関へ委託し実施している．

　まず身長，体重，頭囲，胸囲を計測し，母子手帳に測定値を記入する．かつ成長曲線グラフと発育パーセンタイル曲線も記入して保護者に目で確認してもらう．その際 5 パーセンタイル以下，95 パーセンタイル以上の意味を説明しておく．大きい小さいで過度の評価をしないこと．健診では成長より機能面の発達が重要である．機能とは精神発達，身体機能発達を指す．健診の内容は児の成長，発達，ハイリスク児のチェック，栄養指導，予防接種，事故予防，生活習慣，児の心の問題，育児支援，育児環境，喫煙，メディアによる情報漬けの防止，貧困対策，嫁姑の問題，虐待防止など多岐にわたる．一定の健診票に基づいて行うと漏れがなくなる．

 ## 健診の心得

　健診の母集団は健常児が大多数で，そのなかに少数の問題児がいる．健常児におけるアドバイスも必要であり，医療の延長と考えないほうがよい．医療の延長として少数の問題児をみつけることだけに注目するのではなく，健常児におけるアドバイスも重要である．医療の延長としての主訴に基づく疾病志向型の健診では，大多数の児が「異常なし」という診断がつけられるのみで，児の成長・発達，母親のメンタルなど児にかかわるさまざまなことに一歩踏み込んだアドバイスをすることができない．したがって健診医は健康志向型の健診技術の向上を目指したうえで，発達診断学，育児相談の知識などを身につけておく必要があり，コミュニケーション能力も求められる．

　個別健診であれば，病院に訪れた乳幼児と保護者に最初に接するのは受付の事務スタッフであり，続いて看護師，保育士，栄養士など多職種のスタッフが計測，問診な

どを含めてかかわるチーム医療である．保護者も医師よりは垣根の低い医療スタッフのほうが話しやすいところもあるので，医師が1人ですべてを担わなくてもよい．

　一方，集団健診は個別健診に比べて個人の履歴がない．かかりつけ児でないので個々の様子をそれほど把握していない児の健診をすることになる．集団健診においても保健師や歯科衛生士など多職種がかかわるため，これもチーム医療の考え方を取り入れないとうまくいかない．日頃の信頼関係ができあがっているわけではないので，発達についての気づきなどについては，その場であまり決定的なことはいわないほうがよい．保護者に心構えができていないときはトラブルになりがちである．「かかりつけ医と相談してください」と伝えるという方法が最良であろう．専門機関への紹介もかかりつけ医からのほうがその後のフォローアップに活かせる利点がある．

　集団健診の利点と個別健診の利点を活かして，両方を同時期に実施して1回の健診としている市町村もある．

母親の産後うつに対して

　産後うつとは，母親が自分の子どもに対して可愛いという感情があまりもてず，育児に対する関心が弱い，あるいは「子どもに母斑がある」，「母乳が足りていないのでは……」，「泣いて困る」などの不安が起因となることが多い．いずれにせよ母親が眠れないなどの症状が出てくれば要注意である．行政とも連絡をとり保健師の家庭訪問なども必要であり，症状が強い場合は自殺の危険もあるので精神科への紹介も考慮する．産後うつは医療機関とかかわっておくと，それだけで95％以上は改善されるとともに，重度の例では精神科受診などの誘導ができる．うつ状態の母親に保健師が家庭訪問をして，「大丈夫」と指導していたため，医療機関を受診しないままに自殺してしまった例もある．

母　乳

　母乳栄養で育てることはよいことづくめである．母乳が出る間はいつまでも続けてよいといわれている．しかし男女共同参画社会が推進され，母親の育児休暇は1年くらいが一般的になっているので，卒乳は1歳頃を目指すことが多くなる．また母乳は栄養が十分にあるので頼り切ってほかの食品を摂らないでいると，母乳性の貧血が起こる．母乳神話で終わらないことが大切である．またどうしても母乳の出が悪い例には人工乳でうまく育てられることを説明し，母乳が出ないことによる母親の劣等感を払拭することが大事である．

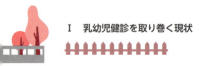

I 乳幼児健診を取り巻く現状

育児相談

　健診医は常に新しい育児相談の知識の習得に努めるとともに，育児の専門家として，また母親や家族の相談相手としてまず訴えをよく聞き，温かく接して，よく説明してあげる．健診の内容によっては，児の心の状態も把握できるように努める．家庭に情緒の安定があるか，愛着の形成がなされているかなどが重要な事柄であることを説明し，なぜうまくいっていないか，母親や家族と一緒になって考えてみることが大切である．

食物アレルギー，アトピー性皮膚炎

　食物を摂取するとそれにより蕁麻疹や，ひどいときは食物アナフィラキシーが起こることがある．食物でアレルギー症状が出ると，それを避けて除去食を続けることは，かえってアレルギーを治すことにはならない．食物に対する耐性をつくるには，乳幼児期の早い段階ほど耐性を獲得しやすいので，微量の抗原となる食品を頻回に与えて耐性獲得に誘導するとよい．混合栄養あるいは人工乳で育てるとミルクアレルギーはほぼ起こらない．食物を摂取したときに口の周りが赤くなったり，かゆくなる現象を口腔アレルギーと称するが，口腔アレルギー程度なら摂取を続けたほうがよい．アトピー性皮膚炎は，ステロイド軟膏を塗布して皮膚がきれいになり塗布を止めると再燃するような例では，表皮がきれいになっても予防として積極的に治療を継続する．これをプロアクティブ療法という．消炎薬などは使用せずステロイド薬を使用するのがよい（詳しくはp.84）．

聴覚，視力

　聴覚の異常は0歳児で気づき，1歳代での人工内耳手術などに備える．視力のスクリーニング検査は3歳児健診で行われるが，コミュニケーション能力が未熟な3歳0か月で健診を行うと見落としや，紛れ込みが多くなるため，3歳6か月で行うほうが適している．客観的検査方法としては，オートレフラクトメータ（視力スクリーニング機器）によるスクリーニングも普及してきている．これを活用して従来の絵文字による視力表と併用するとよい．乳幼児は生理的に遠視であるが，この時期の高度遠視は治療せずに放っておくと弱視となるので，この時期に気づいて治療する必要がある．

5歳児発達相談

　3歳児健診の時に気づかれなかった児でも，5歳児になると発達の気づきが現れることから，どちらかといえば5歳児健診は発達相談が主体となっており，5歳児発達相談として取り組んでいる市町村が多い．気づきを就学時期に伝えることの利点は大きい．

参考文献
1) 福岡地区小児科医会 乳幼児保健委員会：乳幼児健診マニュアル，第5版，医学書院，東京，2015．
2) 平岩幹男：乳幼児健診ハンドブック，第4版，診断と治療社，東京，2015．
3) 山口県小児科医会 乳幼児保健検討委員会：1か月健診ガイドブック．第2版，山口県小児科医会，2017．
4) 水野克己，水野紀子：母乳育児支援講座．第1版，南山堂，東京，2011．

（鈴木英太郎）

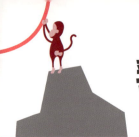

乳幼児健診における子どもの栄養・食生活の心配ごと

市区町村において母子の心配ごとを把握する必要性

　乳幼児健診における子どもの相談内容に，栄養・食事・食生活に関する事項は多い[1]．栄養学の視点からも，乳児期・幼児期は，健全な発育のために重要な時期である．母親にとっては，妊娠，出産，授乳による健康状態および生活リズムの変化，また乳幼児の成長に伴うライフスタイルの変化から，この期間における食生活の変化は著しく，食事に関連した問題や不安が生じやすい[2]．したがって，公衆衛生活動における母子保健事業で切れ目なく必要な食生活支援を提供する必要がある．

　平成27（2015）年度厚生労働省乳幼児栄養調査の結果[1]では，約8割の保護者は子どもの食事に何らかの困りごとがあると回答している．離乳食では，「つくるのが大変（33.5％）」，「丸のみしている（28.9％）」，「食べる量が少ない（21.8％）」が多くあげられ，2〜3歳未満では，「遊び食べをする」，「食べるのに時間がかかる」ことをあげた者が多い．

　一方，保護者が子どもの食生活の進め方について学んだ場所（人）としては，保健所・市町村保健センターが最も高く，続いて，育児雑誌，インターネットであり，専門職が大きな役割を果たしている．母子保健事業にかかわる機関や専門職は，子どもの発育，生活習慣，家庭環境などから，母子の心配ごとの特徴を把握し，個々人の状況に応じた支援を行うことが求められる．

　平成24（2012）年度厚生労働科学研究事業において，全国市区町村の母子保健事業の栄養担当者が捉えた乳児期・幼児期における母子の心配ごとの特徴を明らかにするための調査が実施されている[3]．全国1,742市区町村の母子保健事業の栄養担当者（1市区町村1人）を対象とし，「あなたのかかわる乳児期または幼児期の子どもに，どのような心配ごとが多いですか」という質問に，多いケースを1〜3つ自由に記述してもらった．1,043市区町村（回収率59.9％）の記述データについて質的分析手法を応用し，カテゴリ化を行いその内容を分析した．分析には，健康日本21（第1次）栄養・食生活分野の目標設定に用いられた枠組みを活用し，「生活の質（QOL）」および「栄養状態，栄養素（食物）摂取レベル」，「知識・態度・行動レベル」，「環境レベル」の4段階に，カテゴリレベル別の内容を整理した．一連の検討は，母子保健行政の現場に携わる管理栄養士，保健師，医師などの協力で実施した．

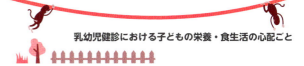

市区町村栄養担当者が捉えた乳幼児健康診査における母子の栄養・食生活の心配ごと[4)]

　乳児期において，最も多くあげられた食生活習慣の心配ごとは，「離乳食の進め方」，「離乳食の食べ方」であった．具体的には，「離乳食の進め方がわからない（30.3％）」，「離乳食を食べない（19％）」が多くあげられた（**表 1-6**）[4)]．

　2007年に厚生労働省から公表された「授乳・離乳の支援ガイド」[5)]において，離乳期は，乳児の食欲，摂食行動，成長・発達パターンあるいは地域の食文化，家庭の食習慣などを考慮し，個々に合わせて進めていくことが重要とされ，画一的な指導とならないことが示されている．離乳食の進め方は，乳児の発育・発達および地域や家庭の食習慣により異なる．子ども個々の個性，状況に合わせた食生活支援が求められている．

表 1-6　栄養担当者の視点による乳児期における母子の心配ごと

分類	カテゴリ分類	小カテゴリ	% n＝980*
QOL　（13）	育児　（3）	育児不安（2）	0.2
		話しかけない（1）	0.1
	食生活　（9）	離乳食に対する不安（9）	0.9
	家庭環境　（1）	人間関係ストレス（1）	0.1
健康・栄養状態（318）	健康状態　（204）	食物アレルギーへの対応・予防（161）	16.4
		便秘への対応・予防（30）	3.1
		貧血への対応・予防（11）	1.1
		皮膚炎への対応（2）	0.2
	発育状態　（112）	体重増加不良・やせ（75）	7.7
		体重の増え方（27）	2.8
		体重増加過多・肥満（10）	1.0
	発達状態　（2）	発達の心配（2）	0.2
食事内容　（439）	授乳　（5）	フォローアップミルクの使用方法（5）	0.5
	離乳食の内容　（204）	調理形態・固さ（69）	7.0
		つくり方がわからない（45）	4.6
		月齢に合った食事内容（34）	3.5

I 乳幼児健診を取り巻く現状

表 1-6　栄養担当者の視点による乳児期における母子の心配ごと（つづき）

分　類	カテゴリ分類	小カテゴリ	% n=980*
食事内容　（439）	離乳食の内容　（204）	メニューがマンネリ（27）	2.8
		味つけがわからない（23）	2.3
		月齢別食べてよい食品，いけない食品（6）	0.6
	間食　（36）	嗜好飲料の摂取過多（33）	3.4
		嗜好品・菓子類の摂取過多（3）	0.3
	食事量　（183）	食事の摂取量（183）	18.7
	水分　（11）	水分補給の仕方（11）	1.1
食生活習慣　（1,138）	授乳　（132）	回数・量が多い，少ない（73）	7.4
		不適切な授乳リズム（21）	2.1
		卒乳（20）	2.0
		与え方（13）	1.3
		哺乳瓶・乳首を嫌がる（5）	0.5
	離乳食の進め方　（470）	進め方がわからない（297）	30.3
		進みが遅い（126）	12.9
		母乳・ミルクとのバランス（34）	3.5
		進みが早い（11）	1.1
		早産児の進め方（2）	0.2
	食事づくり　（15）	つくるのが面倒・つくらない（15）	1.5
	食事・間食のリズム（66）	食事・生活リズム（39）	4.0
		間食の与え方（25）	2.6
		間食の祖父母などによる影響（2）	0.2
	離乳食の食べ方　（427）	食べない（186）	19.0
		小食（59）	6.0
		偏食・好き嫌い（57）	5.8
		むら食い（28）	2.9
		食べ過ぎる（26）	2.7
		遊び食べ（20）	2.0
		手づかみ食べ（3）	0.3

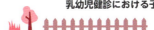

分　類	カテゴリ分類	小カテゴリ	% n＝980*
食生活習慣　（1,138）	離乳食の食べ方　（427）	だらだら食い（1）	0.1
		ばっかり食べ（1）	0.1
		よく噛まない（39）	4.0
		口から出す（5）	0.5
		早食い（2）	0.2
	親の食生活習慣　（14）	親の食事の栄養バランスが悪い（5）	0.5
		親の食生活に対する意識が低い（4）	0.4
		親の欠食（3）	0.3
		親のダイエット（2）	0.2
	育児方法　（12）	食べさせ方（8）	0.8
		離乳食の情報が多い（3）	0.3
		親が好き嫌いを決めつけている（1）	0.1
	保育所対策　（2）	哺乳瓶の練習（1）	0.1
		給食（1）	0.1

＊n数に回答のあった回答市区町村数を用いた（自由回答に回答のない市区町村を含む）．（　）は記載のみられた数．%は調査に回答した市区町村数に占める割合．

（文献4）より）

　幼児期においても，乳児期と同様に，食生活習慣の心配ごとが多くあげられ，なかでも多かったのは「食べ方」であった（**表 1-7**）[4]．具体的には，「偏食・好き嫌い（42.8％）」，ついで「小食（21.6）」，「偏食（野菜）（18.6％）」，「むら食い（18.2％）」，「よく噛まない（15.7％）」，「間食の与え方（15％）」，「遊び食べ（13％）」であった．

　幼児期の「偏食」，「むら食い」，「遊び食べ」は，幼児期における発達の特徴である味覚の発達，自己主張，自我の芽生えなどの影響による一過性のものであるとされる[6,7]．また「小食」は児の体格や活動量の差，「よく噛まない」は児の咀嚼能力の個人差による違いが影響するとされる[7]．児の発達や発育状況により個人差が生じる内容である．一方で「間食の与え方」において「とくに気をつけていない」，「時間を決めていない」とする親の割合が増え，家庭のなかでの児への対応の変化がみられるとの報告もあり[2]，親への指導が必要と考えられる．

　さらに，少数ではあるが，児の心配ごとに関連して，親の食生活習慣，育児方法などがあがった．市区町村の母子保健事業における健診の場が，親子の生活全般の心配ごとを捉える機会にもなる．

Ⅰ 乳幼児健診を取り巻く現状

表 1-7 栄養担当者の視点による幼児期における母子の心配ごと

分類	カテゴリ分類	小カテゴリ	% n=980*
QOL (1)	育児 (1)	育児不安 (1)	0.1
健康・栄養状態 (174)	健康状態 (70)	食物アレルギーへの対応・予防 (35)	3.6
		便秘への対応・予防 (22)	2.2
		虫歯予防 (10)	1.0
		貧血への対応・予防 (3)	0.3
	発育状態 (95)	体重増加過多・肥満 (70)	7.1
		体重増加不良・やせ (19)	1.9
		ほかの子との体格の違いに対する心配 (6)	0.6
	発達状態 (9)	発達の心配 (9)	0.9
食事内容 (244)	授乳 (1)	フォローアップミルクの使用方法 (1)	0.1
	離乳食 (13)	幼児食への移行 (13)	1.3
	食事内容 (46)	食事・栄養バランス (37)	3.8
		朝食内容バランス (9)	0.9
	食品 (13)	牛乳・乳製品摂取過剰・不足 (12)	1.2
		魚摂取不足 (1)	0.1
	間食 (103)	嗜好飲料の摂取過多 (57)	5.8
		嗜好品・菓子類の摂取過多 (46)	4.7
	食事量 (67)	食事の摂取量 (67)	6.8
	水分 (1)	水分補給の仕方 (1)	0.1
食生活習慣 (1,704)	授乳 (37)	回数・量が多い (11)	1.1
		卒乳 (26)	2.7
	食事づくり (12)	味つけがわからない (8)	0.8
		調理の仕方がわからない (2)	0.2
		おてつだい (1)	0.1
		食事の環境 (1)	0.1
	食事・間食のリズム (213)	間食の与え方 (147)	15.0
		食事・生活リズム (25)	2.6
		欠食習慣 (23)	2.3
		間食の兄弟による影響 (3)	0.3
		間食の祖父母などによる影響 (15)	1.5
	食べ方 (1,415)	偏食・好き嫌い (419)	42.8

乳幼児健診における子どもの栄養・食生活の心配ごと

分類	カテゴリ分類	小カテゴリ	% n=980*
食生活習慣 (1,704)	食べ方 (1,415)	偏食（野菜）(182)	18.6
		偏食（牛乳）(16)	1.6
		偏食（白いご飯）(10)	1.0
		小食 (212)	21.6
		むら食い (178)	18.2
		遊び食べ (127)	13.0
		食べ過ぎる (37)	3.8
		食欲がない (27)	2.8
		座って食べない (12)	1.2
		ばっかり食べ (11)	1.1
		だらだら食い (11)	1.1
		自食しない・興味がない (9)	0.9
		偏食（肉）(7)	0.7
		食べなくなった (3)	0.3
		よく噛まない (154)	15.7
	共食方法 (3)	孤食 (3)	0.3
	親の食生活習慣 (9)	親の食生活に対する意識が低い (5)	0.5
		親の食生活に対する不安 (3)	0.3
		食品に対するこだわり・考え方 (1)	0.1
	育児方法 (7)	母が子どものなすがままの対応 (5)	0.5
		食べさせ方 (2)	0.2
	マナー・しつけ (8)	食具の持ち方 (4)	0.4
		食事マナー (3)	0.3
		待つ体験 (1)	0.1
その他 (4)	母の状況 (1)	複雑な家庭環境 (1)	0.1
	育児方法 (3)	育児方法 (1)	0.1
		母以外の家族の対応 (1)	0.1
		指しゃぶり (1)	0.1

＊：n数に回答のあった回答市区町村数を用いた（自由回答に回答のない市区町村を含む）．（　）は記載のみられた数．％は調査に回答した市区町村数に占める割合．

（文献 4）より）

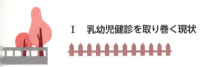

Ⅰ　乳幼児健診を取り巻く現状

子どもの栄養・食生活の心配ごとに対応するための地域組織・職種間の連携

　当該研究事業において実施した別の全国市区町村調査[8]では，乳幼児期の食事・食生活の課題に対応するため，他機関・組織と連携して栄養指導や食育を行い，かつ，評価を実施している市区町村は33％に留まっていた．

　また，乳幼児健診時の集団・個別の栄養指導に多い内容には，乳児期の心配ごとに多くあげられていた，離乳食の調理形態や離乳食の食べさせ方の知識，食物アレルギーへの対応，であり，幼児期には，食事や間食のリズム，家族と一緒に食事を楽しむ，多様な食品に親しむことが多かった[9]．

　栄養指導の実施や評価の際に，連携した組織として最も多かったのは，保育所であり，食生活改善推進員，母子保健推進員などの住民組織，子育て支援センター，幼稚園の順に多かった．栄養指導の評価にかかわった職種には，管理栄養士，保育士・幼稚園教諭，保健師が多かった（図 1-6）[8]．

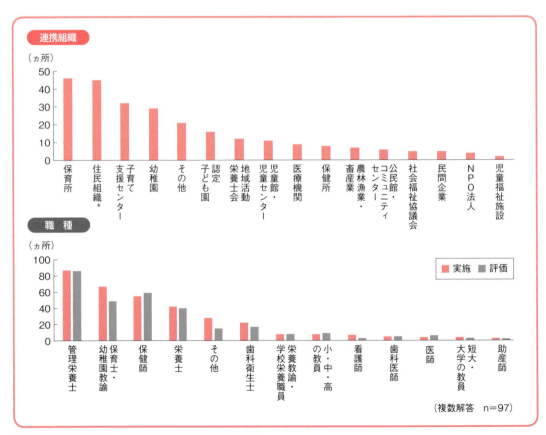

図 1-6　栄養指導・食育の連携組織および職種
＊：住民組織（食生活改善推進員，母子保健推進員など）
（文献 8）より）

乳幼児健診事業に高い意識をもった医師・歯科医師には，他職種と連携した課題の把握と対応により乳幼児健診事業の質の向上の先鞭となっている事例も認められる．今後，母子保健を取り巻く健康課題の変遷に伴う常に新たな課題への関連職種の連携をより強化することが望まれる[3]．

参考文献

1) 厚生労働省：平成27年度 乳幼児栄養調査結果の概要．2016．
   http://www.mhlw.go.jp/stf/seisakunitsuite/bunya/0000134208.html
2) 厚生労働省：楽しく食べる子どもに～食からはじまる健やかガイド～，食を通じた子どもの健全育成（―いわゆる食育の視点から―）のあり方に関する検討会．3-4, 2004．
3) 平成26年度厚生労働科学研究費補助金（成育疾患克服等次世代育成基盤研究事業）乳幼児健康診査の実施と評価ならびに多職種連携による母子保健指導のあり方に関する研究班（代表：山崎嘉久）：標準的な乳幼児期の健康診査と保健指導に関する手引き～「健やか親子21（第2次）」達成に向けて～．2015.
   http://www.mhlw.go.jp/file/06-Seisakujouhou-11900000-Koyoukintoujidoukateikyoku/tebiki.pdf
4) 高橋 希, 祓川摩有, 新美志帆, 他：市町村母子保健事業の栄養担当者の視点による母子の心配事の特徴―妊娠期・乳児期・幼児期に関する栄養担当者の自由記述の分析―．日本公衆衛生雑誌, 63 (9)：569-577, 2016.
5) 厚生労働省：授乳・離乳の支援ガイド，2007．
   http://www.mhlw.go.jp/shingi/2007/03/s0314-17.html
6) 赤石元子, 酒井治子, 土井正子, 他（著）：幼児の食事上の問題と対応. 子どもの食生活, 第2版, 上田玲子（編著）, ななみ書房, 神奈川, 111-112, 2010.
7) 高野 陽, 髙橋種昭, 大江秀夫, 他（著）：子どもの栄養と食生活, 第3版, 医歯薬出版, 東京, 126-128, 2003.
8) 平成27年度国立研究開発法人日本医療研究開発機構（AMED）（成育疾患克服等総合研究事業）乳幼児期の健康診査を通じた新たな保健指導手法等の開発のための研究班：乳幼児期健康診査における保健指導と評価の標準的な考え方, 全国調査データと標準的な乳幼児健康診査モデル作成のための論点整理. 36-39, 2016.
9) 衛藤久美, 石川みどり, 高橋 希, 他：全国市区町村における乳幼児期を対象とした栄養指導の実施状況および指導内容の実態. 厚生の指標, 64 (4)：27-34, 2017.

（石川みどり）

Ⅱ章
月齢別 乳幼児健診のポイント

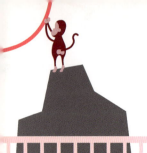
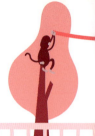

1か月児健診のポイント

この時期の子どもの特徴

　日齢0から27までの「新生児期」から1歳までの「乳児期」の狭間の時期の子どもである．言語などによる意思の伝達能力が未発達であり，保護者の不安も大きい．そのため，1か月児健診では児の健康診査とともに，両親をはじめとした家族の不安に寄り添い，家族の健康診査を行う必要がある．

この健診のポイント

- 家族の不安を取り除き，新たな不安を与えないようにする．
- 周産期記録を確認したうえで健診を行う．
- 家族への質問は原則として"open question"で行う．
- 胆道閉鎖症を見逃さない．
- 生後2か月から始まる予防接種の説明を行う．

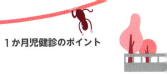

1か月児健診での必要物品

① 身体測定のための物品

体重計，身長計および胸囲・頭囲測定用のメジャーが必要である．

② 診察を行うための物品

聴診器，ペンライトは必須である．診察用ベッドは，幅広のものを使用したほうが診察しやすい．室温にも注意が必要である．

③ ビタミンK_2シロップ

12回投与法であれば，出生産科施設より処方されているはずであるが，従来の3回投与法であれば1か月児健診の際に3回目を投与しなければならない．

＊ちょっとしたコツ

児の啼泣時には心音の聴取および大泉門の触診に困難が生ずる．そこで短時間ではあるが児を泣き止ませるために，筆者はコンビニエンスストアなどのレジ袋を用意し，児の耳元で擦り合わせることを行っている．約70％の児に効果がみられる．

身体計測

- 診察前に身長・体重・胸囲・頭囲の4計測を行い母子手帳に記入する．
- 頭囲は眉間と後頭結節を通る周径を採用する．
- 体重測定後1日当たり体重増加 (g/日) を計算する．この際の計算式は本来，

（健診時体重 (g) − 最低体重 (g)）÷ 最低体重日からの経過日数 (日)

であるが，実際には最低体重日および最低体重は不明のことが多く，便宜上

（健診時体重 (g) − 退院時体重 (g)）÷ 退院日からの経過日数 (日)

とせざるを得ない場合が多い．生理的体重減少があるため，出生体重からの体重増加を計算してはならない．

実際の診察手順

1 診察前のルーチン

妊娠経過・分娩経過・出生後の経過などを母子手帳や分娩記録によりあらかじめ確認しておく．

また，新生児マススクリーニング結果や新生児聴力検査 (行われている場合) 結果，および母子手帳に挿入されている便色カードへの記載を確認しておく．

さらに，母親が母子手帳の1か月児健診の質問欄に記載してあるフリーコメント

Ⅱ 月齢別 乳幼児健診のポイント

表 2-1 1 か月児健診時の退院からの体重増加（g/日）

	3 パーセンタイル	10 パーセンタイル	50 パーセンタイル	90 パーセンタイル	97 パーセンタイル	範囲
男児（n=1,900）	17.1	25.7	45.3	60.5	67.3	-0.7～84.6
女児（n=1,732）	15.9	23.5	41.4	55.7	62.7	3.8～72.4

表 2-2 1 か月児健診でとくに多い質問・相談

内容	質問者	%	内容	質問者	%
湿疹	1,252	34.4	入浴に関すること	173	4.8
母乳育児にかかわること	665	18.3	体重	166	4.6
嘔吐	536	14.8	臍が乾いていない	157	4.3
鼻閉	496	13.7	喘鳴	146	4.0
おむつ皮膚炎	390	10.7	外出	143	3.9
黄疸	315	8.7	向き癖	137	3.8
眼脂	272	7.5	予防接種にかかわること	129	3.6
母斑	258	7.1	むせる	126	3.5
うなる	247	6.8	昼寝ない	113	3.1
排気がうまくできない	217	6.0	夜寝ない	112	3.1
便秘	175	4.8	乳頭トラブル	105	2.9

にも目を通しておくことが必要である．

　母親だけでなく，実際に養育を担当している家族ともども診察室に入室してもらい，まずあいさつをすること，氏名の確認をとることはいうまでもない．また養育者の信頼を得ることは乳児健診のみならず，すべての診療上最も重要である．

❷ 栄養法の確認と体重増加

　母乳栄養であるか，混合栄養であるか，人工栄養であるかを質問し母子手帳に記入するが，筆者の行う 1 か月児健診ではこれが唯一の closed question である．

　筆者が健診（原則として日齢 28 ～ 35 に診察している）を行っている施設で 2014 ～ 2017 年の 4 年間に行った 1 か月児健診における退院後体重増加の 3，10，50，90，97 パーセンタイル値を**表 2-1** に示した．完全人工栄養児が非常に少ない施設のため，栄養法による差は検討していないが，10 パーセンタイル未満の体重増加を示す児には，助産師のチェックを勧め，3 パーセンタイル未満の体重増加を示す児には人工乳の補足を考慮したうえで，1 ～ 2 週後の体重再計測を行うように指導している．

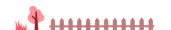

1か月児健診のポイント

表 2-3　1か月児健診のチェックポイント

I	母子手帳・分娩記録の確認	IX	胸部聴診
	①妊娠経過		①心音最強点の位置
	②家族構成		②心雑音の有無
	③出生時体格		③心音不整の有無
	④周産期の経過		④呼吸音(とくに喘鳴の有無)
	⑤新生児マススクリーニング結果	X	腹部視診・聴診・触診
	⑥聴力検査(施行していれば)結果		①膨満の有無
	⑦ビタミンKの投与		②腸蠕動音
	⑧便色カードの記載		③肝脾腫
II	健診時体格		④臍の状態(ヘルニア・乾燥状態・肉芽)
	①体重・身長・胸囲・頭囲	XI	外陰部観察・触診
	②最低体重(退院時体重)からの体重増加		①鼠径ヘルニア
III	便(していれば)色の確認		②肛門の開口位置
IV	栄養法の確認		③(男児では)停留精巣・陰囊水腫の有無
V	養育者の心配ごとをたずねる(open question)		④おむつ皮膚炎
VI	皮膚視診		⑤仙骨部皮膚の異常
	①黄疸(とくに閉塞性黄疸)の有無	XII	股関節開排制限の有無
	②チアノーゼの有無	XIII	心雑音を聴取した場合は下肢動脈拍動
	③母斑・血管腫・脱毛などの有無	XIV	筋緊張状態
	④湿疹・皮膚炎		①引き起こし反応
VII	大泉門触診	XV	原始反射
	①大きさ(狭小・開大)		①モロー反射
	②膨満の有無		②手の把握反射
VIII	小泉門触診	XVI	筋性斜頸の有無
	①開　大	XVII	口腔内観察(とくに口蓋裂の有無)
		XVIII	養育者への説明
		XIX	予防接種の説明

3　問　診

養育者に,「何か気がかりなことや, 聞いておきたいことはありますか」などとopen questionで質問する. 同期間で計10,848の養育者からの質問(平均3問, 範囲0〜17問)があった. 質問の内容は多岐にわたり, 疾患, 栄養, 生活, 家族関係などのほか, 母親の体調, 乳房トラブルなどを相談された. これらすべてに答えることが求められるわけであるが, 決まった答えを用意するのではなく, 家庭環境に合わせた答えが望ましい. とくに多かった質問を**表 2-2**に示した.

4　診　察

児をベッドへ寝かせて診察するが, 転落防止に十分留意する. 外陰部および仙骨部の診察が必要であるため診察前におむつ交換をするが, おむつ内に便がみられた場合は必ず目視で便色を確認する.

診察は, 皮膚および呼吸状態の視診, 大泉門触診, 胸部聴診, 腹部聴診・触診, 外陰部の視診・触診, 股関節開排制限の有無, 筋緊張および神経学的所見の順に行っている. このとき, 養育者の心配ごとに関しては診察しながら話す場合もある.

診察項目は**表 2-3** に示すように多岐にわたる．近年では胎児診断や新生児診断が行われていることが多く，1 か月児健診で「見逃し」をすると予後不良となる疾患は，胆道閉鎖症のみといっても過言ではない．

診察結果を養育者に伝える際は，過剰な心配を与えないことが重要である．もちろん，虐待の可能性は念頭に置かなければならないが，1 か月児健診に来院する時点ではネグレクトの可能性は低い．ただし，医療者の言動がこれまでの育児を否定することにつながり，その後の育児過誤や虐待につながる恐れがある．

診察結果を伝える際には生後 2 か月から開始される予防接種の説明を必ず行う．予防接種を目的として受診することにより，1 か月児健診のフォローアップをすることができる．また，1 か月児健診で発見できなかった疾患に気づくことも多い．胆道閉鎖症が疑われる場合，緊急に小児外科のある病院へ紹介する．

育児支援

児の出生後初めての乳児健診として，近年生後 2 週間で体重増加を中心としたチェックが行われることが増加しているものの，やはり 1 か月児健診の重要性は大きい．1 か月児健診では，以後の「育児支援」を行うことも求められている．

しかし，精神論を訴えることや実行不可能なことを指示すること，あるいは標語であっても「育児支援」ではなく「育児負担」を強いているだけのものとなる．筆者が乳児健診を行ううえで最大のジレンマを感じている点である．

筆者が 1 か月児健診を行っている施設は原則として院内出生児である．産科医・助産師も施設内スタッフであるため，1 か月児健診までの連携は十分とれていると考えられる．しかし，いわゆる「里帰り分娩」や，親の転勤などにより遠隔地へ転居する場合もみられ，とくに初産の場合は地域でのその後のフォローにおいて不十分となる例もある．その際は筆者の個人的ルートを利用して，小児科医あるいは開業助産師を紹介している．また地域保健師への連絡を行うことも 1 つの方法である．個人的コネクションのない場合は，「赤ちゃん成育ネットワーク」[1]という，新生児医療を経験した医療従事者の集まりがあり，ホームページ上でも会員が紹介されていて利用可能である．他院で出生した児を診察した場合も同様の対応ができるだろう．

産後うつを疑わせる養育者に出会うことはしばしばある．また，児に愛着がみられないように感じる場合もある．この際はキーパーソンを中心とした家族環境も確認しながら対応を考慮する必要があるが，家族を追い込んではならない．

そのうえで筆者が 1 か月児健診で保護者全員に指示することはわずか 2 点である．第一は「予防接種を受けること」．予防接種を拒否する保護者が存在するが，その場合は「1 か月おきに予防接種のために受診することにより，ほかの疾患が発見される

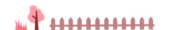

可能性が高まる」など別の方向から攻めることにしている．第二は「皮膚を保護すること」である．これは「清潔に洗う」ことではなく，むしろ「適当に洗う」ことである．これにより皮膚の常在菌・バリアを確立させることにつながる．その他の点については，栄養法や保護者のキャラクターに合わせて話しており同一の話はしていない．したがって，筆者の場合は「標語」を載せることにつながるパンフレット類を一切使用しない．

　本心をいえば，喫煙の害についても話したいところだが，これは社会全体の問題であり，なかなか困難である．そこで本項では読者に1つのヒントをお渡しすることに留める．

　喫煙は，さまざまな疾病のリスク因子であることは当然であるが，非喫煙者であっても発症がゼロとなる疾患はないといわれ，喫煙者の逃れ文句の1つになっている部分もある．しかし，タバコ（電子タバコを含む）がなければ皆無になる病態が1つあるのである．答えは「タバコの誤飲」である．

　なお，育児支援を行うにあたり，「児童の権利条約」[2)]をあらかじめ読んで理解しておいてほしいと筆者は考えている．そのうえで「育児支援」を心がけていただきたい．

❓ よくある親からの質問（表2-2）

質問1　顔に湿疹ができているのですが……

対応
実に1/3以上の保護者から質問される内容である．さらに家族は気にしていなくても湿疹がみられることが多い．生後1か月半頃までは，皮脂の過剰分泌がみられるために顔面湿疹を認めることが多いが，その後皮脂分泌が減少するため，この時期の湿疹は「生理的」と考えている．過剰の洗顔や軟膏塗布は皮膚バリア障害になる可能性があるため，乳液やオイル塗布などの「保護」に留める指導をしている．

質問2　何度も母乳をほしがるのですが大丈夫でしょうか？
授乳時に乳頭が痛むのですが……

対応
満腹中枢が未熟であるため，児は頻回に授乳することが多いが，これを「母乳不足のサイン」と捉える場合がしばしばみられる（医療者，保護者とも）．体重増加が十分であれば，自律授乳を勧める．ただし，夜間などの頻回授乳で母親の疲労がみられる場合は社会的適応で人工乳の補足を行うこともある．また小児科医に乳頭トラブルを訴える場合もあり，助産師との連絡を行う．

Ⅱ 月齢別 乳幼児健診のポイント

質問3 母乳を飲んでも吐いてしまいます.

対応

満腹中枢の機能が未完成であり，かつ生理的に胃食道逆流のみられる幼若乳児ではしばしば吐乳がみられるため，1か月児健診で嘔吐を心配する養育者は非常に多い．

体重増加が良好で，全身状態にも問題のない嘔吐は問題がないことがほとんどであるが，体重増加が不良の場合には肥厚性幽門狭窄症などを疑う必要がある．また，まれではあるが先天代謝異常や糖尿病により嘔吐が生じている場合がある．そのため，2週間後の再受診により体重増加を確認するとよいと考える．

質問4 鼻が詰まって苦しそうなのですが……

対応

同じ年齢の小児の多数が同一の疾患を認めることは考えにくいため，筆者はこれも「生理的」あるいは「解剖的」なものと考えている．鼻の低形成などの先天的異常がなければ，窒息や哺乳障害をきたす例はほとんどみられず，鼻吸引などによる粘膜損傷による二次的な鼻閉がより深刻と考え，外鼻孔付近以外は吸引などを行わないように指導している．

これだけは見落としたくないサイン

- **閉塞性黄疸→胆道閉鎖症**

  胆道閉鎖症は，診断が遅れると予後不良となる．出生後の入院の際に直接ビリルビン値の上昇により疑われる場合もあるが，多くは産科施設退院後に発症する．胆汁が腸管へ排泄されないことによる灰白色便および閉塞性黄疸が初発症状であることが多く，早期発見のため母子手帳に便色カードが挿入されているが，1か月児健診ではできれば便を確認したいところである．閉塞性黄疸を疑う例では直接ビリルビン値を測定する．

- **停留精巣（男児）**

  精巣は，生後3か月以降では挙睾筋反射が出現するため陰嚢内に下降しているかどうかの判定が難しくなるため，1か月児健診で確認しておく．この際，視診だけでなく触診が必要である．

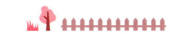

●股関節開排制限

　股関節の開排制限は，脱臼よりも臼蓋形成不全の場合が多いと考えられるようになってきている．日本小児整形外科学会では，乳児股関節健診のあり方をWeb上で公開[3]しているため確認してほしい．

●仙骨部異常

　仙骨部の皮膚洞，毛髪，色素斑などは，潜在性二分脊椎を疑わせる所見である．ただし，仙骨部皮膚異常のない潜在性二分脊椎も存在し，特異度・感度とも限界がある．

参考文献

1) 赤ちゃん成育ネットワーク．
　 http://www.baby-net.jp
2) 外務省：児童の権利に関する条約．
　 http://www.mofa.go.jp/mofaj/gaiko/jido/zenbun.html
3) 日本小児整形外科学会ホームページ．
　 http://www.jpoa.org/

〈西澤善樹〉

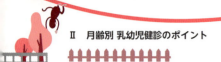
 助産師からみた新生児訪問の現状①
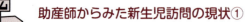

母子・親子支援スタートまでの道のり

　1961 年，「新生児訪問指導事業」が開始され，1965 年には「妊産婦訪問指導」とともに**母子保健法**に法定化された．2001 年「健やか親子 21」開始．2007 年「生後 4 か月までの全戸訪問事業（こんにちは赤ちゃん事業）」が開始．2009 年「乳児家庭全戸訪問事業」で**児童福祉法**に法定化され市町村に努力義務が課された．国は 2009 年 3 月「乳児家庭全戸訪問事業ガイドライン」を策定した．法が違えば所轄部署も変わる．「母親のこと？」，「子どものこと？」と現場は混乱した．2012 年「子ども子育て支援法」が制定，2015 年「子ども子育て支援制度」がスタートした．妊娠期からの**親子支援**が形になった．そして，母子保健法の改正により「母子保健包括支援センター」を市町村に設置することが努力義務となり，「日本一億総活躍プラン」において 2020 年度末までに「母子保健包括支援センター」の全国展開を目指すことが示された．ようやく妊娠（母子健康手帳交付），出産（新生児訪問事業），子育て（乳幼児健診）を**ワンストップで結ぶ**時代になる．

訪問事業は全戸に実施されている

　国民運動計画「健やか親子 21」に母子の健康水準向上がある．「健やか親子 21（第 2 次）」の基盤課題・重点課題・目標に妊娠期から思春期までの保健対策がある．また，「子ども・子育て支援新制度」が設けられ，「仕事・子育て両立支援事業」として企業が参入している．量と質の両面から子育てを社会全体で支える仕組みだ．市町村は「市町村こども・子育て支援事業計画（5 年間）」を策定し，全乳幼児対象の「乳幼児健診」同様，訪問事業は「全戸」の時代となっている．産婆の時代には当たり前であった，すべての家庭への訪問．長い年月をかけ，市町村自治体事業としてもすべての母子とその家族への訪問が位置づけられたのである．

参考文献
1) 東京都福祉保健局少子社会対策部子ども医療課：新生児訪問とこんにちは赤ちゃんの協働に向けて～東京都版ガイドライン～，2009.

（竹内理恵子）

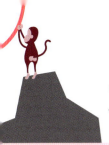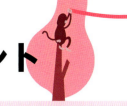

3〜4か月児健診のポイント

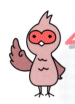
この時期の子どもの特徴

　生後3〜4か月で，体重は出生時の2倍以上になり，身長も10cm以上伸びる．体重が増え全体的にぷくぷくとした乳児らしい体型になってくるが，この頃の体重増加は1日約20gで，生後まもなくに比べると体重増加はなだらかになる．

　個人差はあるが3か月で視力はおよそ0.1となり，色の違いもわかるようになってくる．目の前に珍しい物を差し出すと，うまく握れなくても手を伸ばしてつかもうとする．母親の動きを目で追うようになり，ほぼ180度の追視ができるようになる．声かけに反応して手足をばたばたとよく動かしたり，あやすと声を出して笑ったりするので，母親も愛情を返されていると感じるようになり母子間の愛着の基礎ができる時期である．

　発達の遅れのチェックポイントとされる首すわりもちょうどこの頃であり，3〜4か月で75%，4〜5か月で90%の児で定頸が認められる[1]．原始反射であるモロー反射は，この頃消失する．生活リズムが形成されてくる一方，体重増加不良や夜泣きなどの育児不安が増えてくる時期でもある．

この健診のポイント

- 不適切な栄養での肥満ややせがないか．カウプ指数で21以上の肥満や15未満のやせが認められたら，その原因をつきとめる．
- 追視，音に反応，あやすと笑う，首すわり，ができているか．3〜4か月では，まだしっかり首がすわっていなくても異常とはいえない．
- ワクチンデビューは済んでいるか．母子手帳のワクチン欄は必ずチェックする．
- 保護者の育児不安がないか．笑顔で子育てができているか．母親のできていることはほめてあげよう．

Ⅱ 月齢別 乳幼児健診のポイント

3〜4か月児健診の位置づけ

「母子保健法」により，1歳6か月児健診と3歳児健診は市町村が実施しなければならないと定められているが，3〜4か月児健診は各市町村にその実施は委ねられている．しかし，厚生労働省の調査によれば，ほとんどの市町村 (98.8%) において3〜4か月児健診が実施されている[2]．これは，行政においても3〜4か月児健診が重要だと認識されていることを示していると思われる．

筆者が開業している埼玉県ふじみ野市でも，3〜4か月児健診は集団健診で行われている．身長，体重，頭囲，胸囲などの計測後，保健師による母子手帳や問診票のチェックが施行され，問題点が絞り込まれてから医師が健診することができるので効率的である．集団健診は個別健診よりも受診率が高く，多職種の専門家と一度に携わることができ，その後の包括的支援にもつながりやすいのが一番の利点だと思う．

図 2-1 は，ふじみ野市で4か月児健診時に使用している診察所見を記載するノートである．3〜4か月児健診でチェックするべき項目が網羅されているので参考にしていただきたい．

3〜4か月児健診の手順とコツ

実際の健診であるが，診察前に，身長，体重，頭囲，胸囲を計測し，母子手帳の成長曲線上にプロットする．カウプ指数も計算して身長体重バランスのずれがないかも確認する．カウプ指数で 21 以上の肥満や 15 未満のやせがある場合は，授乳の種類 (母乳または人工乳) や与え方 (授乳間隔や哺乳量) などを詳細に聞き取り，不適切な場合は指導していく．

保護者が記載する問診票には，必ず音に対する反応の項目があると思うので，音に対する反応がないと答えている場合には，難聴の有無をチェックする必要がある．ガラガラや鈴の音などを耳の近くで左右とも鳴らし，反応がない場合には聴性脳幹反応 (auditory brainstem response：ABR) などの新生児聴覚検査ができる施設を紹介し，先天性難聴の早期発見に努める．

母子手帳の予防接種欄もチェックして，もしもワクチンデビューがまだなら早めに受けるように指導することが大切である．

診察は，まずは子どもが泣く前に聴診したい．子どもは動く物が好きなので，胸の聴診をしながら自分の顔の位置を左右にゆっくり大きく動かすと，子どもは興味をもって意外と泣かないでいてくれる．聴診しながら，追視ができるかどうかも確認できて一石二鳥である．この頃にはほぼ 180 度の追視が可能である．心雑音は大事な

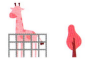

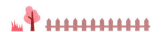

健診チェック項目ではあるが，胎児エコーの進歩やワクチンデビューが早まったことから，先天性心疾患は3～4か月時にはすでにみつかっていることが多い．集団健診のうるさい環境のなかで，心雑音を聴き分けるのはなかなか困難であるが，心音のリズム不整や心雑音があれば要精査である．

受付番号	4か月児健診	計測	体重	身長	胸囲	頭囲	離乳食指導
			g	cm	cm	cm	実施 未実施
受診日	年　月　日		90以上	90以上	90以上	90以上	
生後	か月　日		10以下	10以下	10以下	10以下	

連絡事項	
診察所見	1. 身体発育　正常　異常（体重増加不良　） 2. 皮膚　正常　異常（湿疹・血管腫　） 3. 頭頸部　正常　異常（大泉門膨隆・閉鎖・斜頸　） 4. 視聴覚　正常　異常（斜視・難聴　） 5. 胸腹部　正常　異常（心雑音・臍ヘルニア・腫瘤　） 6. 股関節　正常　異常（開排制限　） 7. 外陰部　正常　異常（ヘルニア・停留睾丸・陰のう水腫　） 8. 筋緊張　普通　亢進　低下 9. 形態異常　無　有　（顔ぼう・四肢　） 10. 神経学的所見　追視　90°（＋　−）　180°（＋　−） 引き起こし　頭が垂れない　垂れる 腹臥位　頭と胸をあげる　頭をあげる　頭があがらない 11. その他
判定	1　異常なし　2　要経過観察　3　要精密検査　4　要治療　5　要治療継続 医師サイン（　）
保健相談	1発育発達　2栄養　3育児　4疾病　5予防接種　6家族 デンバー確認□　予防接種□

保健指導区分
1. 異常を認めず
2. 要経過観察　3. 要精査　4. 要治療

内容：

方法：電話・訪問・すくすく相談・その他（　）

時期：

保・助・栄（　）

フォロー状況　済・未

図2-1　4か月児健診の所見ノート

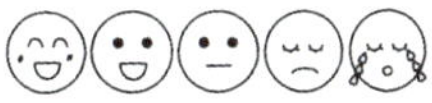

Ⅱ　月齢別 乳幼児健診のポイント

　胸の聴診が終わったら，頭をなでながら，大泉門，頭の形，眼瞼結膜，頸部を診察する．大泉門は，最大径が30 mm以上のものや，明らかな膨隆があるものは精査とする[2]．その後，腹部も触診し，肝脾腫の有無をみて，腹満があるときは打診や聴診もしている．

　外陰部は男女とも必ず診察する．男児では鼠径ヘルニア，停留睾丸，陰嚢水腫などの有無，女児では陰唇癒合や癒着の有無もチェックしている．その後，股関節の開排制限をみて，引き起こして首すわりをチェックし，ひっくり返してうつぶせ状態で頭を上げられるかどうかをチェックして終了である．この手順で要領よく診察すれば，1人2分以内で診察できると思われる．

　開排制限は，脱臼していなくても股関節がかたい児もいて，判断が難しいことが多い．開排制限角度が20度以上を陽性とするが[2]，開きがやや悪くても左右差がない場合には正常なことも多い．大腿部の皮膚のしわの深さや位置の左右差を参考に，角度よりも開きの左右差を重視して判断したほうがよいと考える（詳しくはp.106）．

❓ よくある親からの質問

質問1 生まれてから1日に何度も出ていた便の回数が最近減り，4～5日出ないことがあるのですが……

対応
3～4か月児健診は，このような便秘の質問が多くなる時期である．3か月を過ぎる頃になると排便間隔があき，1週間に1回ペースになってしまう児もいる．ミルクの飲みが悪くなったり吐いたりということがなく体重増加に問題がなければ，過度の浣腸は必要がなく，排便は自然に任せてよいと説明している．いきんで苦しそうだったり吐いたりするときには受診するよう指導しておく．あらかじめ，腹部の診察で病的な膨満がなく腸グル音も正常なことを確認し，肛門部の狭小化がないことも直腸診で確認しておくことが大切である．

質問2 臍ヘルニアの治療は必要ですか？

対応
3～4か月児健診でよく遭遇する疾患である．臍ヘルニアを認めたら，まずは指で還納できるか確認する．還納できない場合やしづらい場合には，まれに嵌頓することもあるので小児外科に紹介する．また，綿球圧迫療法についても希望があればできることを説明しているが，基本的には1歳くらいまでは自然治癒を期待してよい疾患であると説明している．

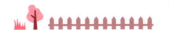

質問3 湿疹ができて困っています．

対応
アトピー性皮膚炎が疑われるようなひどい湿疹は，小児科か皮膚科を受診して治療を受けるよう促すが，多くは脂漏性湿疹や乳児湿疹と呼ばれるものである．まだ皮脂の分泌調節能が低いために，頭皮や顔面に油の塊のようなものがこびりついていることも多い．スキンケアが大切で保湿くらいで自然に治ることが多く，あまり洗い落としすぎる必要はないと説明している．

質問4 首がまだすわっていなくて心配です．

対応
児を背臥位に寝かせてから両手をもって引き起こしたときに，首が遅れずについてくれば首がすわったと判断する．標準的には3～4か月で首がすわるが，90％通過月齢は4～5か月といわれており，3～4か月児健診時に首がすわっていないからただちに病的というわけではない．まだ首がすわっていなくても，母親に心配をかけすぎない配慮が必要である．1か月後くらいに再診させて首すわりを再検していけばよいと考える．

質問5 股の開きが悪い気がするのですが大丈夫でしょうか？

対応
先天性股関節脱臼は，その病名から生まれつき股関節が脱臼していると思われがちだが，実際は脱臼準備状態から後天性の要因によって強く影響を受け増悪する疾患であることがわかってきた．最近は，病名も発育性股関節形成不全（developmental dysplasia of the hip：DDH）と称されるようになっている．おむつを厚くして股関節を開いた状態に固定するのではなく，児の下肢の動きを妨げないようにすることが脱臼予防に重要である．

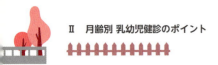

これだけは見落としたくないサイン

○ **育児不安はなるべく早期に解消する**

　毎日のように体重を測って体重増加が悪くなったと心配したり，児が泣いているとなぜ泣いているのかわからず不安になってしまったりする母親が増える時期である．ネット検索が簡単にできるようになり，情報が多すぎて悩み，正しくないネット情報をかたくなに信じてしまったりする．われわれは，正しい情報を伝え，言葉がしゃべれない児の通訳をしないといけない立場である．「赤ちゃんが泣くのは赤ちゃんの仕事みたいなものだよ」と一言添えてあげるだけで安心する母親も多い．母親が上手にできていることはたくさんほめてあげて，母親の不安を早期に解消することが大切である．母親が笑顔で育児ができているかは大切なチェックポイントだと考える．

おわりに

　乳幼児健診は，保護者が一方的に指導を受ける場というだけではなく，地域の医師や保健師などと出会える場であり，何か問題があったときにはその後の支援につながる場でもある．育てにくいと思っている母親が，その育てにくさを発信しやすい雰囲気づくりが大切である．健診従事者が連携してがんばっていきたいものである．

参考文献

1) 吉永陽一郎（編），田原卓浩（総編）：乳幼児を診る―根拠に基づく育児支援，第1版，中山書店，東京，2015.
2) 乳幼児健康診査の実施と評価ならびに多職種連携による母子保健指導のあり方に関する研究班：標準的な乳幼児期の健康診査と保健指導に関する手引き～「健やか親子21（第2次）」の達成に向けて～．平成26年度厚生労働科学研究費補助金（成育疾患克服等次世代育成基盤研究事業），2015.

〈立麻典子〉

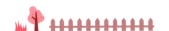

コラム 助産師からみた新生児訪問の現状②

母子健康手帳交付から訪問事業まで

　訪問事業は国民健康運動と法の後押しを得た．自治体は自主的に訪問実施ができる．母子保健包括支援センター設置は母子健康手帳交付時からの支援を密にする．しかし，依然として依頼手順を欲する自治体体質がある．妊娠届出時には「本人確認」が必須なのだ．予期せぬ妊娠に戸惑い，本人確認という高いハードルで妊娠届に到達できない妊婦への支援は忘れられている．本当の「すべて」に到達するべく，妊娠SOS相談窓口が母子手帳交付事業とともに地方自治体に設置されるべきではないだろうか．妊娠は女性の人生・身体にとって大きな出来事だ．母子健康手帳は「つわり」，「めまい」などの体調変化の真っ最中に交付を受ける．母子健康手帳交付と同時に妊婦健康診査助成券が発行されるが，健診費用は原則自己負担である．高額な初期健診費用は家計に響く．体調よりも助成だといわんばかりにどっさりの資料と聞きなれない単語で説明を受ける．そのなかに全戸訪問の説明もある．ホルモン激変中の妊婦の記憶力は低い．産後の事業まで覚えているのは一苦労だろう．そこで自治体は「出生届」，「子ども医療費助成申請」に訪れる家族にも全戸訪問を説明する．戸籍課よりも子育て支援課のほうが保健センター（健康増進課）に近いのである．

婚前妊娠

　「できちゃった婚」，「おめでた婚」，「授かり婚」．婚姻前の妊娠は昔も今もある．人は特定の個体に愛情をもち子孫を残す動物である．しかし，親になる準備は人間力（学習）だ．昔も今も「妊娠」と「共同生活を始める」ことの同時進行は大変なことだ．自分が大好きで我慢よりゆとりを大切に育ってきた今の世代．夫婦になる前の妊娠は，夫婦にもなりきれずに親になることなのかもしれない．10代で80％，20代前半で60％，20代後半で20％，30歳代で10％といわれる婚前妊娠．思春期からの親になるための教育は急務である．

（竹内理恵子）

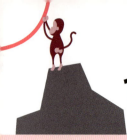
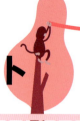

10〜12か月児健診のポイント

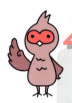

この時期の子どもの特徴

　この時期は立位歩行の獲得をし，言語理解が進むことが重要である．
　身長は70cmを超え，12か月時点で74cm前後になる．ハイハイやつたい歩きで積極的に動き回るようになる．運動量が増えるため体重増加はそれまでよりゆっくりになる（平均体重は9kg前後）．1人で座って，親指を使って積み木など小さい物をつかんで遊べるようになる．歯茎を使って食べる固さの離乳食を食べられるようになる．大人のまねをして「おつむてんてん」，「いないいないばー」などの遊びを楽しむ．このように親とのかかわりは密接になっていく一方，人見知りをして診察しにくいときも多い．言語発達としては，喃語を使って周囲にかかわりをもとうとするようになる．大人のいうことが次第にわかるようになり10か月では「ダメ」といわれると手を引っ込める．1歳になると「おいで」，「ちょうだい」を身振りなしで理解できるようになる．活動範囲が広がり転倒や熱傷など事故が増える．

この健診のポイント

- 粗大運動は，立位歩行の獲得段階をみる．
- ハイハイの発達段階を経ずに歩く子ども（shuffling baby）はnormal variationのことが多い．
- 喃語が出ていないときは，難聴を除外してから発達の偏りの可能性を検討する．
- 人見知りで泣いてしまうことが多い月齢のため，家庭状況の聞き取りが重要．

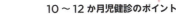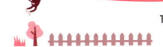

10〜12か月児健診のポイント

乳児健診のフレームワーク

　10か月・12か月児健診は母子保健法に定められておらず，ほぼ100%実施されている3〜4か月児健診，母子保健法に定められた1歳6か月児健診，3歳児健診に比べて，市町村による実施率が低い（77.5%）[1]．しかし，10か月児健診は乳児の発達評価に重要なkey ageで，その要観察児のフォローアップと予防接種を推奨するにも適切な時期が12か月児健診である．

1　乳児期の発達のなかでの10・12か月児健診

　乳児の運動発達は，生下時から4か月までは仰臥位で定頸を獲得する時期，5〜8か月は腹臥位でハイハイを獲得する時期，9〜12か月（18か月）までは立位で平衡機能を獲得する時期と分けられる．

　乳児期の精神発達からみると，人見知りが出てくる5〜8か月に続いて，喃語を使い，親の禁止の言葉を理解する9〜10か月，簡単な要求が理解でき，1〜2語の言葉が出る12か月へと成長していく．

　本項では，**精神運動発達のkey ageとしての10か月児健診，そのフォローアップと，健康増進のための12か月児健診**という考えのもと記載する．

3M＋FP

　総合診療医の乳児健診においては3M＋FPで行うことを筆者は推奨している．

- **M**ile stone：発達，発育のチェックポイントを確認
- **M**ust rule out：見逃せない器質的疾患を確認
- care of **M**other and family：母親や家族の不安を取り除く
- **F**ollow up or consultation：フォローアップすることを怖がらない．時期を逃さず専門家（小児科など）に紹介
- **P**reventive care：予防的介入をする

1　Mile stone：（表2-4）[2,3]

　身長・体重・頭囲の測定値を確認し，早産児は修正月齢で成長曲線にプロットする．

　10か月児健診における神経運動発達のmile stoneとして重要な診察は，ホッピング反応とパラシュート反応である．

53

II 月齢別 乳幼児健診のポイント

表 2-4 発育発達のチェックポイント

項　目	所見のポイント	健診の場での対処
周産期の状況	低出生体重児，早産児，周産期の異常（頭蓋内出血，胎内感染，仮死），新生児期の長期入院などは，発達遅滞のリスクであるので母子手帳で確認する	リスクがある場合，発達で気になることがあれば，閾値を下げて，積極的に多職種と相談しフォロー方法を決める
身長は男女とも72cmくらい，体重は9kg前後	ワンポイントで評価せず成長曲線に描いて評価する．成長曲線には97，90，75，50，25，10，3パーセンタイル曲線が描かれているが，2本の線をまたぐ成長をする（成長が早すぎる，あるいは遅すぎる）ときには異常と考える．身長は伸びているのに，体重増加不良をみたときは，摂取カロリー不足をまず考えるが，まれに虐待が原因となる	身長・体重は臥位で測定するため，とくに身長は誤差が大きくなりやすく，繰り返し測定することがある．大きなずれでなければ，栄養指導をして1～2か月でフォローアップする．failure to thriveの対応はp.90参照
頭囲は45cm前後	大頭をみたときには，遺伝的に大きいときがあるため，親の頭囲を聞く．大頭をきたす疾患として水頭症，染色体異常，骨軟骨異形成症を見逃さない．小頭症は，染色体異常，頭蓋縫合早期癒合症を確認する	疾患を疑えば専門医紹介．家族性と考えられる場合は経過観察でよい
仰臥位：四肢の動きと筋緊張	全体的に筋緊張が弱く蛙肢位（股関節を開排し両膝を床につけている）をとっているものはフロッピーインファントとして紹介．筋緊張とともに筋力をみる．低緊張＋筋力正常のときは精神運動発達遅滞，染色体異常，骨軟骨疾患などを疑う．低緊張＋筋力低下のときは，ジストロフィーなど筋疾患，あるいは先天性筋無力症など神経原性疾患を疑う	フロッピーインファント，その他，疾患を疑うときは専門医に紹介する．坐位保持ができないなどmile stoneの遅れがみられるが，深部腱反射正常，筋力正常，精神発達正常のものを乳児良性筋緊張低下（benign congenital hypotonia）と呼ぶ[3]が，除外診断であるのでこまめなフォローアップが必須である
仰臥位→坐位：引き起こし反射	この月齢で，定頸していない（頭が遅れる，上肢が伸展したまま）のは異常である	定頸していなければ精神運動発達遅滞など（と，その基礎疾患）を疑い専門医に紹介する
坐位：お座りの発達と手指の微細運動	10か月では支えなくても座って遊ぶことができる．坐位で積み木を差し出して，もち方をみる．10か月では親指と人差し指あるいは中指でつかめる	坐位が獲得できていなければ，微細運動と，精神発達を評価．精神運動発達遅滞が疑われれば専門医に紹介する．乳児良性筋緊張低下については上述のとおり
腹臥位：ハイハイの発達	9か月児以降ではハイハイするのが普通だが，ハイハイしないまま発達する児もいる	ハイハイしない児をみたときには，ほかの精神運動発達を確認し，全般的な遅れが認められるとき，股関節や筋緊張，筋力の異常があるときは，専門医に紹介する．ハイハイしない以外の異常がみられないときはホッピング反応の欄を参照

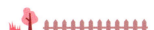

項　目	所見のポイント	健診の場での対処
立位：つかまり立ちの発達	10 か月ではつかまり立ちができる	ハイハイはできるがつかまり立ちができない場合は，12 か月でフォローする．12 か月でつたい歩きができていれば正常発達の可能性が高いので，始歩までフォローする
立位：ホッピング反応＝立位で左右あるいは前後にゆっくり倒すと，倒した側と反対側の足が交差して支えようとする反応	ホッピング反応で足を床につけようとしない児がいる．坐位獲得後，ハイハイをせずに，坐ったまま移動（いざり）して，つかまり立ちをして，歩き始める子どもはshuffling baby であり，1 人歩きの開始が遅く（だいたい 1 歳 6 か月から 2 歳）になることが多い	ほかの発達異常を伴わない shuffling は正常発達のバリエーションと考えられており，過剰な心配はしないでよいことを保護者に伝える
パラシュート反応：児の腰をしっかり支えて，上体を頭から落下させるようにして，パラシュート反応をみる．両上肢を伸展し，両手を開いているのが正常である	左右差がポイント．片側は十分伸展しているのに，反対側が屈曲し手が開かないときは片麻痺の可能性がある．児を落とさないように気をつけて行う	歩行しているときに転倒した場合に顔を守る動きであり，10 か月児健診で必ず確認する重要な所見である．泣いたり，緊張が強かったりしたために検査できなかった場合は，ほかの発達を評価し，ほかが問題なければ 1～2 か月後に再検査とする

（文献 2）より作成）

2 Must rule out：(表 2-5)[2]

表 2-5 にあげた身体疾患のチェックポイントについて確認する．

3 care of Mother and family/ Preventive care (表 2-6)[4]

10 か月児健診で多い質問は，離乳食など栄養面，夜泣き，食物アレルギーについてである．10 か月では離乳食から栄養を摂るようになっている．鉄欠乏性貧血にならないように，鉄分を意識した食事（赤みの魚や肉，レバーなど）を提案する．食事回数は 3 回，形態は歯茎でつぶせるかたさ（バナナくらい）である．ベビーフードだけでは栄養素をバランスよく摂るのは難しいため，食事のやわらかさなどメニューの参考として使用するように指導する．ここでは，養育者に説明する予防的介入を表 2-6[4] で解説する．虐待の可能性を念頭に，養育者に心を開いてもらうようにコミュニケーションをとる必要がある．

II 月齢別 乳幼児健診のポイント

表 2-5 身体疾患のチェックポイント

部位	所見のポイント	健診の場での対処
大泉門	10 か月ではまだ触知する．12 か月で 50％閉鎖している．通常 18 か月までに閉鎖．大泉門膨隆で除外すべき疾患は，水頭症など頭蓋内圧亢進，骨疾患，甲状腺など内分泌疾患，先天奇形症候群である	大泉門膨隆や骨縫合解離を認め，発達遅延や顔貌異常があるときは精査のため紹介する
顔貌	両眼隔離，内眼角贅皮，耳介低位，副耳，巨舌，魚様の口，高口蓋，小顎などさまざまな小奇形があるが，単一のものは異常といえない	ダウン症や，心雑音やチアノーゼを伴う顔貌異常は紹介する
顔色，眼瞼結膜	1 歳前後で，とくに早産児，低出生体重児，母乳栄養児には鉄欠乏性貧血がみられることがある	貧血の可能性を説明し，改めて小児科の診察と血液検査を受けるように指導する
目	白色瞳孔：網膜芽細胞腫，先天性白内障のチェック 斜視：ペンライト法で確認	斜視があれば，弱視の合併や，器質的疾患によるものを除外するために眼科に紹介する
耳	難聴：問診票で確認．小さい声で呼びかけても振り返るか確認する	難聴を疑えば耳鼻科専門医に紹介する (p.120 参照)
腹部：腫瘤	腹部腫瘤：膀胱に尿が充満しているだけのこともある．神経芽腫，腎芽腫，肝芽腫，奇形腫(後腹膜，卵巣)，水腎症，卵巣囊腫，横紋筋肉腫などが鑑別となる	腹部腫瘤があれば専門医に紹介する
腹部：臍ヘルニア 鼠径ヘルニア	臍ヘルニア：10 か月時にはまだ残存していることがあるが，1 歳までに 90％が閉鎖する．鼠径ヘルニア：鼠径部のシルクサイン，女児は小指大の鼠径部腫瘤，男児は透光性のない陰囊腫大	臍ヘルニアは 12 か月児健診時に大きなヘルニア孔があるときは紹介してもよい． 鼠径ヘルニアがあれば専門医に紹介する
外陰部：精巣	停留精巣：入浴中や睡眠中には下降していることがあり，保護者に確認を依頼する	10 か月児健診まで見逃されていることは少ないが，この時期に疑わしいようなら専門医に紹介する

(文献 2) より作成)

4 Follow up or consultation：12 か月児健診

　12 か月児健診でのフォローアップのポイントは，つかまり立ちができていて，つたい歩きがまずまずできていれば粗大運動発達は正常範囲とする．微細運動はかなり小さいものでも指先でつかめる．禁止の言葉が理解できず，喃語が出ていない場合は，人見知りなどほかの精神発達を確認し，社会性の問題があると判断した場合には，生活の困難度により，専門医に紹介するか，保健センターでさらにフォローアップするかを決める．予防接種の予定が組まれているか確認する．

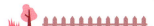

表 2-6　予防的介入

予防的介入	健診の場での対処
予防接種をどうすればよいか？	1歳を過ぎれば重要なワクチンが多くある．乳児期に接種すべき，肺炎球菌，Hib，四種混合，B型肝炎などの接種が終了していることを確認し，1歳を過ぎたら，上記ワクチンの追加の分と，新たに風疹麻疹混合（MR），水痘，ムンプスワクチンを順次接種していくように推奨する．同時接種が可能であることを説明する
事故予防：ダイニングルーム	机にはテーブルクロスをかけないようにする．理由は，つかまり立ちを始めた児がテーブルクロスを引っ張って，怪我をすることがあるからである．家族と一緒に生活する場が増えて熱傷が増加する．児を抱いたまま熱いお茶や味噌汁を飲まないようにする
事故予防：リビングルーム	何でも口に入れるこの時期には，誤飲，誤嚥のリスクが上昇する．39mm以下の物は飲み込んでしまう可能性があるので，児の手の届かないところに置く．そのときに，赤ちゃん目線で床をみて，安全であることを確認する．とくに，きょうだいがいる場合，おもちゃの部品などを飲み込むことが多いので，おもちゃを床に放置しないようにする．家族に処方された薬，タバコの吸い殻（灰皿）にも注意が必要である
事故予防：その他，風呂場，段差のあるところ	階段には転落防止柵をつけ，風呂には水をためておかないようにする．ハイハイを始めた児は，保護者のちょっと目を離したすきに転落や溺水のリスクがある．歩き始めるとさらにリスクは上がり，玄関の段差から転落して頭部打撲するケースをよくみるので目を離さないように指導する

（文献4）より作成）

よくある親からの質問

質問1　ハイハイしません（10か月）/まだ歩きません（12か月）．

対応
10か月児健診では，ハイハイをしている赤ちゃんが大部分だが，座ったまま腕や足で移動する（いざる）子がいる．定頸や坐位の獲得に遅れがないこれらの一群をshuffling babyと呼ぶ．shuffling babyの1人歩きは1歳6か月頃になることが多く，12か月児健診のときに「歩かない」という訴えになることがある．筋力低下や筋緊張低下などの神経所見があれば脳性麻痺や神経筋疾患を疑う必要がある．認知機能の評価を考慮し，全体としての発達の遅れを見逃さないように気をつける．

質問2　まだ母乳を飲んでいるのですが，断乳したほうがよいでしょうか？

対応
やめさせる必要はない．2～3歳まで母乳を与えることが望ましいという意見もあるくらいなので，無理な断乳は推奨されない．WHOも6か月以降に

57

II 月齢別 乳幼児健診のポイント

適切な補完食を導入しながら2歳を超えて母乳栄養を続けることを推奨している[5]．育児休暇などの状況を加味して断乳の時期を決めることもある．

質問3 歯が生えてきません．

対応
歯の生え方は個人差が大きく，現時点で異常とはいえないことを説明する．経過をみてよいと伝えるが，どうしても気になるときは，歯科でX線を撮ってもらえば歯が生えてくるか（先天性欠損歯でないか）がわかる．

質問4 夜泣きをするのですが……．

対応
まずは親が落ち着くことである．親がイライラしては子どもも落ち着くのが難しい．自分が一服してから，おむつを替えて，あやしてあげるようにする．それでもだめなら，あやすのを誰かに代わってもらう．どんなに強く泣いても，絶対にゆさぶらないように指導する．夜泣きはいつか必ずなくなるので，追い込まれる前に相談に来るように指導する．保健師の訪問も勧める（詳しくはp.167参照）．

質問5 テレビをみせてもよいですか？

対応
日本小児科学会では2歳まではテレビやビデオをみせないようにと推奨している．できるだけ，外で遊ばせる．テレビやビデオに長時間子守をさせていて言葉の発達がゆっくりになることがある．

これだけは見落としたくないサイン

● 鉄欠乏性貧血

母親から胎盤を通して肝臓に貯蔵されていた鉄が，乳児期の成長に伴って消費され，鉄欠乏状態となる．鉄欠乏状態は，神経運動発達予後に影響するため，見逃さず治療したい．アメリカ小児科学会は，1歳児全員にヘモグロビンによるスクリーニングを推奨している[6]が，日本での推奨はない．

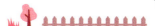

- **先天性難聴**

    新生児期にスクリーニングが行われているが，すり抜けているケースもある．喃語が全くないときや，「ダメ」という禁止に反応しないときも発達遅滞と考える前に難聴を除外する (p.120 参照)．

- **心雑音：大きな心奇形は 10 か月までに発見されている．無害性の雑音が多い．**

    無害性の心雑音の特徴は，収縮期 (systolic) に，短く (short)，柔らかく (soft) 聞こえる 3S である．極端に心拍数が早い場合，拡張期雑音，連続性雑音 (静脈コマ音を除く)，無害性らしくない収縮期雑音は小児循環器科医に紹介する．

おわりに

健診は，異常の早期発見の場だけにしてはならない．養育者を励まし「もう一度子育てをがんばってみよう」と思ってもらえるように，エンパワメントする場である．笑顔で子どもと楽しい時間を過ごすなかで健診できるように努力したい．

参考文献

1) 乳幼児健康診査の実施と評価ならびに多職種連携による母子保健指導のあり方に関する研究班：標準的な乳幼児期の健康診査と保健指導に関する手引き〜「健やか親子21（第2次）」の達成に向けて〜．平成26年度厚生労働科学研究費補助金 (成育疾患克服等次世代育成基盤研究事業), 2015.
http://www.mhlw.go.jp/file/06-Seisakujouhou-11900000-Koyoukintoujidoukateikyoku/tebiki.pdf
2) 母子健康診査等専門委員会：母子健康診査マニュアル, 第9版, 愛知県, 2011.
http://www.achmc.pref.aichi.jp/sector/hoken/information/file/screening_manual/manual01.pdf
3) 岡 明：乳幼児健診で知っておくべき神経・筋疾患の知識. 小児科臨床, 62 (12)：2789-2796, 2009.
4) 三重県医師会：三重県母子保健・健診マニュアル, 第2版, 2016.
http://www.mie.med.or.jp/hp/doctor/nyuuyouji/manual/index.html (最終確認2018年1月9日)
5) World Health Organization：Global strategy for infant and young child feeding.
http://www.who.int/nutrition/publications/infantfeeding/9241562218/en/ (最終確認2018年1月9日)
6) Baker RD, Greer FR, Committee on Nutrition American Academy of Pediatrics：Diagnosis and prevention of iron deficiency and iron-deficiency anemia in infants and young children (0–3 years of age). Pediatrics, 126 (5)：1040-1050, 2010.

（児玉和彦）

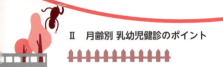
 助産師からみた新生児訪問の現状③
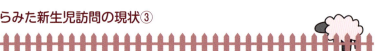

妊婦は大変!

　婚前妊娠発覚．「産む」と決めたら大忙しである．「子ども」，「子育て」，「夫婦」，これらについてゆっくり考える間もなく，両家へのあいさつに結婚の承諾，結婚式に新婚旅行に新居の準備，さらには出産準備に育児準備，準備ラッシュのなかで，男女共同参画のこの時代，勤労妊婦は産休までの引き継ぎ諸々の手続きもこなす．つわり・腰痛・股関節痛，妊婦の不快症状に社会生活のストレス．妊婦は身体的・精神的・社会的に大忙しである．さらに両親学級・母親学級，マタニティビクスにマタニティヨーガ．妊婦の習いごとにも出向く．胎動を感じ始めた頃，母性が目覚め胎児や子どもに思いがいく時期がある．ところが，体型の変化は出産の不安や恐怖のほうへ興味をシフトさせる．一生懸命に学習したことをすっかりと忘れさせる体内ホルモンの劇変が妊婦を襲うのである．

産後も大変!

　出産後はもっと大変なのである．「ポチッ」とボタン 1 つで便利に暮らしてきたのに 2 ～ 3 時間ごとの授乳と，数字や理屈で解決不能な新生児．産院の入院期間は 90％が 6 日以内という現状だ．出産場所の減少は入院期間を短縮させる．入院中も「沐浴指導」や「授乳指導」，「退院指導」に，お祝いの「面会人」と，ゆっくりはできない．加えて体内ホルモンの激変は判断力を鈍らせる．疲労しているのに疲労が興奮に変わり，写真撮影にSNSの更新，お祝いメッセージへの返信と，分娩台でもスマートフォンを離さないのが現実だ．育児の情報（指導）は，普段は出生早期以外の母子を診ない（診たことのない）医療従事者の保健指導となるのだが，この情報（指導）は退院後すぐに「うちの子には合わなく」なる．「いつでも電話してね」といわれているのに，まずはスマートフォンで検索，SNSで相談．寝不足の状態での情報過多は不安を増大させるのである．

〈竹内理恵子〉

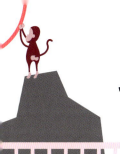
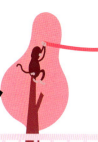

1歳6か月児健診のポイント

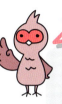

この時期の子どもの特徴

　1歳6か月頃は「発達が質的に変化する時期」[1]といわれる．身体的には，成長曲線がなだらかになってくる時期で，おおむね身長75 cm・体重10 kg前後，体格はやや細身になってくる．また乳歯が平均15本程度となり乳臼歯も生えてくるので食物の咀嚼ができるようになる．粗大運動については，1人で上手に歩けるようになり，微細運動については，指を使って小さいものをつまんだり，スプーンで食べたりすることができるようになるなど，道具を上手に使えるようになってくる．言語・社会性については，意味のある言葉を少しずつ使えるようになり，指をさして周囲の人に要求をしたり周囲の人の指示を聞いたりという相互交流ができるようになってくる．まさに赤ちゃんから人間へのダイナミックな変化を遂げる時期であるといえる．

この健診のポイント

P 上記の特徴を踏まえて以下の5点を確認する．
体格：成長曲線に沿って伸びている．
粗大運動：1人で上手に歩ける．
微細運動：小さいものを指でつまめる，積み木を2～3個積める，鉛筆でなぐり書きする．
言語：意味のある言葉がいくつか話せる，簡単な指示を理解できる．
社会性：周囲への関心をもつ，興味のあるものを指さしして示す，模倣ができる．

II 月齢別 乳幼児健診のポイント

基本的な考え方

以下にこれらのポイントについて具体的に解説するが，注意すべきは，これらのポイントが達成できていない場合に即「異常」と決めつけないことである．児は保護者や周囲の環境とのかかわりのなかで，身体発達・運動発達・精神発達のあらゆる側面が密接にかかわり合いながら成長発達していく．よって発達の1つの側面だけをみて判断をするのではなく，発達の全体像，児の養育環境を考慮したうえでフォローの方針について判断し保護者に伝える．専門機関に紹介する場合も，紹介して終わりではなく，かかりつけ医として児の成長発達をフォローしていくことを約束し，保護者に無用な不安を与えないようにすることが大切である．

評価のポイント

1 身体発達

i）体格：成長曲線に沿って伸びている

絶対値よりも伸び方が重要である．プロットが曲線から外れてくる場合には，何らかの疾患や栄養摂取不良（虐待の可能性も含む）の可能性を疑わなければならない．明らかな体重減少や増加の停滞がみられる場合は小児科への紹介を行うが，絶対値が平均（母子手帳の成長曲線の帯＝3〜97パーセンタイルの幅）から逸脱しているだけで「異常」と決めつけることはせず，出生体重，身長とのバランス，ほかの発達の状況などを総合して判断し，今後の伸びが期待できる状況であれば，自院で慎重に（月1回程度の身体測定を行って）フォローする選択肢もあり得る．

2 運動発達

i）粗大運動：1人で上手に歩ける

1歳6か月頃には90％以上の児は1人で上手に歩けるようになっている．「上手に」というのは，2〜3歩よちよち歩ける，というのではなく，10m以上転ばずに安定して歩ける，という意味である．

多くの児は，お座り→ハイハイ→つかまり立ち→つたい歩き→歩行というプロセスをたどるが，歩行できるようになるまでのプロセスには，個人差があることを理解しておく．なかには坐位のまま移動（いざり移動）をしてハイハイをしないため歩行開始が遅れる場合もある（shuffling babyと呼ばれ，日本での頻度は3％程度といわれている[2]）．

原則として1歳6か月で上手に歩けない児は専門機関に紹介の方針でよいが，即

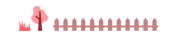

1歳6か月児健診のポイント

「異常」とは決めつけない．ほかの発達に問題がなく，つかまり立ちやつたい歩きまでが安定してできているようであれば，発達の個人差である可能性や，環境因子が歩くことを阻害しているという状況も考慮する．たとえば，歩くのが遅いと心配した保護者が「歩行器」を使用して無理に歩かせようとしている，自宅につかまれる場所がなくつたい歩きがしっかりできていないため歩行ができない，などの例があげられる．このような場合は，歩行器をやめる，つかまる場所をつくる，などの対応をしたうえで，いまできていること（ハイハイ・つかまり立ち・つたい歩きなど）をしっかりさせてあげることにより，少し遅れて歩行ができるようになることが少なくない．発達は一足飛びに次の段階には進まないということをしっかり認識しておく必要がある．

ⅱ）微細運動：小さいものを指でつまめる，積み木を2～3個積める，鉛筆でなぐり書きする

軽度の脳障害を判定する際に微細運動のチェックが有用とされている．詳細は成書に譲る[3]が，手先の細かい動きができるということは，「道具を上手に使うことができる」という人間らしさにつながることであり，1歳6か月を「赤ちゃんから人間への変化」の時期として捉えると理解しやすい．これらのチェック項目については，可能であれば実際に目の前で児が行うのを確認するが，少なくとも問診票や保護者との面接のなかで確認できればよい．

3 精神発達

ⅰ）言語：意味のある言葉がいくつか話せる，簡単な指示を理解できる
ⅱ）社会性：周囲への関心をもつ，興味のあるものを指さしして示す，模倣ができる

この時期は周囲との非言語的なコミュニケーションがしっかりできるかどうかの評価が大切である．つまり周囲に関心をもち，興味のあるものを指さして示したり要求をしたり，周囲のまねをしたりすることができるかどうかを確認する．言葉は「ママ」，「ブーブー」などいくつか（5つ程度）の単語を話せるようになり，周囲からの言葉での簡単な指示も理解することができる．意味のある単語が出ない場合，聴力障害，言語理解ができているかどうかについての評価は行っておく必要がある．

具体的には，「ポンポンどこ？」と聞いて腹部を指さしできれば，聴覚・言語理解・指示の理解ができているということがわかる．興味のあるものを指さして示す能力は，たとえば診察室にあるアンパンマンのぬいぐるみを指さして「パンマン！」と言葉が出るなどの観察を通して確認できる．診察の終わりにこちらの「バイバイ」に「バイバイ」で返してくれれば，身振りや動作の意味を理解し模倣する能力が確認できる．

自閉症スペクトラム障害（autism spectrum disorder：ASD）のスクリーニングを目的として開発された乳幼児期自閉症チェックリスト修正版（modified checklist for autism in toddlers：M-CHAT）[4]でも，要求の指さし（「何かほしいものがある

Ⅱ 月齢別 乳幼児健診のポイント

とき指をさして要求しますか？」）と模倣（「あなたのすることをまねしますか？　たとえば口をとがらせてみると顔まねをしようとしますか？」）については，ASDの識別度が高い項目とされている[5]．1度だけの観察や検査でASDの可能性があるということはできないが，上記のような徴候がある児は慎重にフォローを行う必要があり，保護者の気づきや心配ごとを確認したうえで，地域の担当保健師などとも相談のうえ，フォローの方針を決める．

④ その他

ⅰ）疾患：これまでにチェックされてないものの再確認を中心に

体表の問題（母斑，白斑，カフェオレ斑，血管腫など皮膚の問題，脊柱側弯や胸郭の異常，毛巣洞など），胸部（心雑音など），腹部・鼠径部・陰部（腹部腫瘤，鼠径ヘルニア，臍ヘルニア，停留精巣，外陰部異常など），対光反射と眼球運動（斜視・網膜芽細胞腫など）を確認し，疾患の可能性があれば専門医療機関に紹介する．

ⅱ）予防：事故予防と予防接種

この時期は，行動範囲が広がることから事故が多くなる時期であり，事故予防（転倒，転落，誤飲，誤嚥，熱傷，溺水など）の注意を促すことが重要となる．とくに周囲に喫煙者がいる場合，タバコ誤飲の問題，受動喫煙の有害性などについて伝え，同時に保護者の禁煙支援についても可能であることを伝える．また，必要な予防接種の接種漏れがないか確認を行う．接種漏れがある場合は，必要性を一方的に伝えるだけでなく，背景にある保護者の事情に耳を傾けることで，種々の情報（保護者の価値観，児への関心，家族背景，仕事の状況など）を知る手がかりをつかめることもある．

健診の手順

集団健診の場合，身体測定，保健師との面接，栄養指導，歯科健診などを経て，最後に内科診察という形をとっている自治体が多いと思われる．そのため，すでにはじめにポイントとしてあげた5点については，おおむね健診票に記載された状態で診察を行うことになる．具体的には，以下のような手順で進める．

- 入室時に児が歩いて入室してくる様子，児と目が合うかどうか，親の態度や表情などを観察する．
- 診察室に置いてあるおもちゃや人形などに児が関心を向けるかどうか，発語があるかどうかをみながら，これまでにチェックされていないものの再確認を中心とした身体診察に入る．
- 親の心配ごとや質問を聴いたうえで，今回の健診の評価も含めこちらからの助言・説明（事故予防と予防接種も含め）を行い，今後のフォローの方針を伝えて同意を得る．

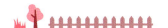

しかし実際には，すでに医師診察の前のプロセスで疲れてしまったりして，（そうでなくとも1歳6か月という年齢は人見知りも多く）医師の診察に協力できる状況ではない場合も多いため，臨機応変な対応が求められる．健診終了後にかかわった多職種でカンファレンスを行い，評価・フォローの方針についてのすり合わせを行う．

❓ よくある親からの質問

質問1 うまく食べてもらえなくて困っています（手づかみで食べる，少食である，偏食をする）

対応
「この時期は食べることを楽しめることを大切にしましょう．手づかみで遊びながら食べることにより，食べることを楽しみ，食べ物をつまむ・触るなどの感触を楽しんでいるともいえるので，後片づけは大変ですが，そういうものだと割り切りましょう．むしろ，スプーンで上手に食べられたり，新しい食材を食べられたりしたときに，親も一緒に楽しみ，しっかりほめてあげましょう．また食材を細かく刻む，すりおろす，混ぜ込むなどの工夫で食べやすく調理するのもよいでしょう．いつまでも遊んでばかりで食べないときは，無理強いせずにいったん食事を片づけてしまいましょう」

質問2 かんしゃくや夜泣きがひどいのですがどうしたらよいでしょうか？

対応
「赤ちゃんから人間らしさが出てきて自我が芽生えてくると，自分の思いどおりにならずにかんしゃくを起こすことがみられるようになります．むしろ順調に発達してきている証です．子どもが不快で泣いている（おむつが汚れているなど）のでなければ，抱っこしたり，あやしたり，哺乳したり，いろいろ手を尽くしても難しいときは，泣き止むまで見守りましょう．忍耐が必要ですが，一定時間が経てば必ず泣き止みます」

上記は筆者の回答の一例であるが，親に心理的に余裕がない場合（祖父母など周囲からの意見が強い，パートナーの協力が乏しいなど），現在の児の状態が「普通」かどうかがわからない（とくに第1子の場合），親自身の社会的交流が少なく孤独になっている，親自身の不安が強い場合などは，一方的な助言をしても解決にならない．当たり前のことであるが，助言をするだけでなく，いつも親の訴えや不安を聴く姿勢を忘れないようにする．

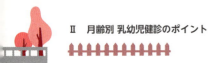

Ⅱ 月齢別 乳幼児健診のポイント

これだけは見落としたくないサイン

○ **虐待のサイン**

明らかな外傷の存在だけでなく，児のるい痩・無表情，親の無関心・児への高圧的な態度など，親子の様子に違和感を感じる場合は常に虐待の可能性を疑う．医療者が疑わない限り虐待は発見されないことを肝に銘じておく．

参考文献

1) 平岩幹男：乳幼児健診ハンドブック，第4版，診断と治療社，東京，2015．
2) 福岡地区小児科医会 乳幼児保健委員会（編）：乳幼児健診マニュアル，第5版，医学書院，東京，2015．
3) 前川喜平，小枝達也：写真でみる乳幼児健診の神経学的チェック法，第9版，南山堂，東京，2015．
4) 国立精神・神経医療研究センター 児童・思春期精神保健研究部：Q&A M-CHATについて．
   http://www.ncnp.go.jp/nimh/jidou/aboutus/aboutus.html
5) Kamio Y, Haraguchi H, Stickley A, et al : Brief report : Best discriminators for identifying children with autism spectrum disorder at an 18-month health check-up in Japan. J Autism Dev Disord, 45 (12) : 4147-4153, 2015.

（佐古篤謙）

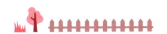

1歳6か月児健診のポイント

助産師からみた新生児訪問の現状④

どの場面の医療従事者も，一生懸命

　母親と陣痛・出産を共有し，産後は自分・赤ちゃんに優しい医療従事者（多くは助産師）は，絶対的存在となる．そして医療従事者は個々の母親にいつも一生懸命である．だからつい今の指導に熱が入る．赤ちゃんの成長発達は超特急．水中生活から空気中の生活にシフトした途端，昨日と今日とは別人となる．指導者は今の赤ちゃんに合った指導をする．でもそれは母親にとって「毎回，指導者によって説明が違う」ということになる．医療従事者の一生懸命は報われない．

退院後から1か月児健診・3～4か月児健診まで

　自治体の訪問事業には多くの助産師が非常勤雇用されている．常勤で施設勤務したほうが給与は安定する時代だ．それでも訪問指導にはやりがいがあるのだ．初めてお邪魔するお宅に「どうぞ．どうぞ」と招かれパジャマ姿の妊婦の待つ寝室に入り込むのが訪問指導従事者である．体重を測定し，赤ちゃんの声を聴く．母親とゆっくり話す．心の垣根が緩んでポロリと出る母親の愚痴・本心．涙もポロリ．母親の肩の力が抜けると赤ちゃんも静かになる．本当に不思議．助産師冥利に尽きる瞬間である．母親から助産師仲間への不満・愚痴も聞くが，同じくらい医師への疑問も聞く．「洗えといわれたり，洗いすぎといわれたり」，「たっぷり飲まさないと脳が育たないといわれたり，飲ませすぎは虐待といわれたり」．育児への自信がなくなっていく．

　「これでよかったのだろうか？」という母親の思いは医療不信にも医療信頼にもなる．ここ一番，受け止めた者の対応は重要と考える．世のなかに渦巻く「迷信」，「アンチ医療・自然主義」，「医療職による悪徳商法」は母親をウェルカムで受け入れる．1か月児健診，3～4か月児健診までを孤独にしてはいけない．傾聴し寄り添い，そのときどきの医療・保健指導を結ぶ役割が訪問指導にはある．

（竹内理恵子）

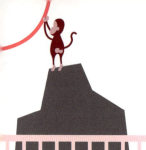
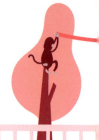

3歳児健診のポイント

この時期の子どもの特徴

　3歳は運動や社会性の発達の節目となる重要な時期である．食事や排泄などの基本的な生活習慣がほぼ自立し，遊び方は単純な1人遊びから複雑な小グループの遊びになっていく．自己意識の発達はこの時期の重要な特徴で，自我が芽生えて「イヤ！」，「自分でする！」といった自己主張をするようになる．

　身長はおおむね90 cmを超え，粗大運動については走ったり跳んだりできるようになっている．次第に片足立ちやケンケンといった平衡感覚が身についてくる．微細運動についてはクレヨンをもって閉じた丸を描いたり，スプーンを上手に使ったりできる．徐々にはさみを使うこともできるようになる．言語能力については，物の名前や動作に関する言葉以外にも，大小や色などの抽象的な言葉の理解も進み，多語文による会話が可能となる．認知能力についてはままごとでお母さんのふりをしたり，積み木を車に見立てて押したりといったことが可能となる．

この健診のポイント

- 跳んだり，階段を1人で上がることができる．
- 閉じた丸を描ける．
- 大小，長短，色がわかる．
- 3語文以上を話し，自分の姓名を答えられる．
- 同年齢の子どもたちと遊ぶことができる．

3歳児健診のポイント

3歳児健診とは

　3歳児健診は，母子保健法第十二条により満3歳を超え，満4歳に満たない幼児に対して市町村が実施するよう定められており，多くは保健所（福祉保健センター）や母子保健センターで集団健診として実施されている．医師，保健師，栄養士，歯科衛生士などがかかわる多職種参加の保健事業である．

　3歳は発育面・発達面ともに個人差が大きくなる時期で，親の不安や育てにくさへの適切な支援の必要があること，そして児本人のさまざまな機能・能力が複雑化するため，その過程に異常が出ていないか発見することがねらいとなる．いずれにしても，あやしい，と思ったらしかるべき相手に相談する．そして保護者のケアも同時に行う．集団健診はその関係者が一堂に集う場所でもあるため，有効に活用していきたい．

　集団健診は問診・観察・診察→判定→保健指導→カンファレンスと進み，言葉の理解や会話の発達状況の確認，身体計測，視力・聴力検査，検尿，身体診察を必須で行い，任意で子育て相談，歯科健診，栄養相談，フッ素塗布などを行っている．医師は診察のみを担当するのが実際であろう．

健診の実際

　健診の具体的な方法については，とくにこれが標準というものはない．診察時注意するものは図 2-2 のとおりである．マイルストーンやこの時期によくある疾病を念

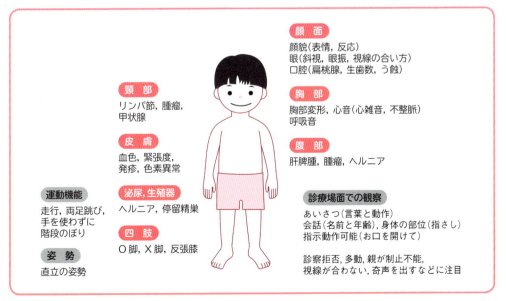

図 2-2　3歳児健診で見逃したくない所見

69

Ⅱ　月齢別 乳幼児健診のポイント

頭に実施することは基本だが，詳細は他書に譲る．子どもと話をすること（3歳児はほとんど質問にある程度自身の考えや気持ちを伝えることができる），親子関係を観察すること（親子のやりとりは児の発達状況や親の養育の状況を知る手がかりである），他職種と連携すること（情報の共有，意見の交換をして多面的に育児を支援する）を心がけると健診の質が向上することだろう．

　まず部屋へ入るときや順番を待つときの様子をみることが可能なら，運動や保護者とのコミュニケーションの様子を観察したい．長時間じっと座っている子はほぼいないので，走ったり跳びはねたり，道具を使って遊ぶ様子を評価できる．同時に保護者も観察したい．子どもから目を離さない親もいれば，スマートフォンばかりみている親もいる．自由に遊ばせる親，こまごまと注意する親，いろいろである．お互いのやりとりの様子から児の行動の問題を疑うこともある．

　診察の前には母子手帳を確認する．胎児，新生児期の異常の有無，これまでの健診や予防接種の履歴，成長曲線などにざっと目を通す．

　次に診察前の問診で行われた内容（身体計測，視力，聴力，尿検査，運動，言語，認知の発達をチェックしている）をみておく．会場の雰囲気で泣いたり，ぐずったり，拒否をするなどしてうまくできない項目もあるので，関係する皆で異常をスクリーニングするための代替法を考えてみるとよいだろう．たとえば身長の計測がうまくいかなかった場合，何か目印を決めて大きさを比べることで身長を類推することができる．3歳0か月でおおよそ90cmが標準，80cmで－2SD，100cmで＋2SDである．90cmを基準としてそれ以上ならばパス，それ以下ならできれば成長曲線を確認して発育の過程に異常がないか確認したい．

　診察では最初に親ではなく子どもにあいさつをする．この年齢ではあいさつを返してくれることも多い．医療者が子どもにあいさつをする姿は，親を安心させることにつながるようで診察に協力的になってくれる印象だ．可能であれば，名前や年齢も聞いてみる．保育園，幼稚園への通園が始まっている児には何組ですか，と問うと答えてくれることも多い．園の名前をいえる児はまだ少ない．今日はどんなことをして遊んだの？ 誰としたの？ ご飯は何を食べたの？ などと加えるとより生活状況が把握できる．3歳前半ではうまくいかないことも多いが，後半になるとコミュニケーションが成り立つ場合も多くなる．

　診察でチェックする項目はたくさんあるが，多くの場合，保健師と親とは児が胎児の頃から交流があり，児の生後も健診を複数回済ませているので，明らかな異常についてはこれまでに発見，介入されていることのほうが多い．

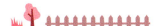

表 2-7　問題行動の分類

正常な発達過程にみられる問題行動	攻撃性，反抗的行動，トイレトレーニング
生活の尋常でないストレスによる問題行動	暴力行為の目撃，絶えず夫婦仲が悪い環境，自分か兄弟が慢性疾患をもっている，望まれずに生まれてきた子ども，悲劇的な出来事を経験したコミュニティの一員など
生来の疾病による問題行動	注意欠如・多動症，行為障害，うつ病，広汎性発達障害など

行動の問題

発達の特性から行動の問題が浮き彫りになる．子どもはあらゆる点で大人に依存しており，子の行動の問題は家族の問題が大いに関与している．したがって，行動の問題をみつけた場合には，家族へのアプローチが必須となる．

問題行動は表 2-7 のように 3 類型に分類される．すなわち，正常な発達過程にみられるもの，大きなストレスによるもの，生来の疾病によるものである．正常な発達過程にみられるもの以外は，それぞれ専門家の助けが必要となる．

みんなが楽しくなる健診をしよう

健診を行う側は異常，障害を発見しようと意気込みがちとなり，受ける側は異常，障害があるのではないかと不安になっているが，ほとんどは正常である．3 歳児は活発に遊んでその過程で急速に社会性を身につけ，実に多くのことを知って話してくれる．成長を親とともに喜び，悩みについて相談に乗ろう．子や親に不安ではなく育ちの喜びや自信を与え，指導ではなく助言や相談をし，完璧でも放任でもない，ほどほどの子育てを楽しめるように，こちらも楽しみながら取り組もう．

気になる所見があっても親を不安にさせぬよう配慮する．1 度の短時間の診察で異常を確定できることは少なく，断定的な発言は控えたい．とはいえ，経過観察にせよ専門家への紹介にせよ，「様子をみましょう」，「病院に紹介します」といった言い方ではなく，「何を」，「いつまで」，「どのように」，「なぜ」するのか，具体的に話すとよい．

II 月齢別 乳幼児健診のポイント

❓ よくある親からの質問

質問1 トイレを嫌がる（おむつが外れない）ので困っています

対応
排尿の発達過程は個人差があり，その程度が外から確認できないことから不安に感じることが多い．とくに保育園，幼稚園に預ける予定の親は，入園までにトイレトレーニングの完了を求められることが多いため，非常に焦っている．個人差があること，失敗を怒らずに成功をほめる対応の原則を十分説明する．

質問2 言葉が出ないのですが……

対応
言語理解の遅れ，有意語が少なく 2 語文が出ない，対人関係や行動面に異常がある場合は専門家に紹介する．それらができているようなら次第に言葉も出てくることが多い．絵本の読み聞かせをする，子どもの目をみて，優しくゆっくりと話しかけるようにするなどの対応をアドバイスする．

質問3 落ち着きがなくて心配です

対応
注意欠如・多動症（ADHD）を心配しがちだが，活発で好奇心が旺盛な時期でもあるので，言葉の遅れがなく遊びに集中でき，指示を理解して完遂できる場合，特定の場面でのみ落ち着きがない場合は問題がない．それ以外は慎重に経過観察する．

質問4 かんしゃくに手を焼くのですが……

対応
いわゆる反抗期の時期であるため，何でも「イヤ！」というし，自分でやろうとする．しかし思いどおりにならないので時に激しく泣いて暴れる．これは発達過程に一過性にみられるものである．広汎性発達障害ではかんしゃくの程度が強く，特異なこだわりや些細な出来事で手のつけられないパニックを起こす．

72

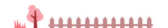

これだけは見落としたくないサイン

　下記3項目は，相互に関連している場合があるので，健診のときにはひとまとめにして観察するとよい．

● う蝕

　乳歯列が完成，安定していく時期であり，食事が多彩になる時期でもあるため，う蝕が発生しやすくなっている．咽頭所見をみる際にう蝕の有無は確認できる．虐待や発達障害の発見の端緒となることがあるので，注意しておきたい．

● 虐待

　身体的，心理的，性的虐待およびネグレクト（育児放棄）に大別できる．疑わなければ見逃してしまう．複数あるいは不自然な傷やあざの有無について，注意深く観察する．大きな傷にもかかわらず兄弟にされたというのは虐待を隠蔽する方便のことがある．身体の傷は比較的みつけやすいが，行動の異常をきっかけとして虐待がみつかることもある．たとえば，育児放棄で十分な発達が促されていないために，年齢にそぐわない体格や行動がみられるといった具合である．ただし，行動の異常は発達障害でもみられるものでもある．

● 発達障害

　強いこだわりや落ち着きのなさだけでなく，言葉の遅れや認知の発達の遅れも伴っているなど，複数の逸脱がみられる場合に注意する．発達障害を1度に，確実に診断することは困難で，福祉，療育，教育関係者と相談しながら経過観察をすることになる．

参考文献

1) 平岩幹夫（著）：乳幼児健診ハンドブック，第4版，診断と治療社，東京，2015.
2) 福岡地区小児科医会 乳幼児保健委員会（編）：乳幼児健診マニュアル，第5版，医学書院，東京，2015.
3) 前川喜平，落合幸勝（編）：乳幼児健診における境界児—どう診てどう対応するか，診断と治療社，東京，2010.
4) あいち小児保健医療総合センター：平成23年度 愛知県母子健康診査マニュアル，第9版，2011.
http://www.achmc.pref.aichi.jp/sector/hoken/information/screening_manual.html
5) Feldman MD, Christensen JF（著），林野泰明（監訳）：実践行動医学—実地医療のための基本スキル，メディカル・サイエンス・インターナショナル，東京，2010.

〈田中久也〉

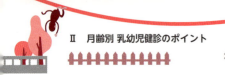

Ⅱ　月齢別 乳幼児健診のポイント

コラム　助産師からみた新生児訪問の現状⑤

母乳への想い

　母親はみんな，母乳へのこだわりをもつ．「完全母乳（完母）」，「初乳」へのこだわりは混合栄養や完全ミルク育児の母親の心の根っこにもある．だから手術前には舌小帯切断のリスクは聞いても耳に入らない．手術後に「これでよかったのだろうか？」という思いが心の底に残っている．思いは生涯残るのである．「牛の赤ちゃんは牛のおっぱい．パンダの赤ちゃんはパンダのおっぱい．人間の赤ちゃんは人間のおっぱい．足りなければそれぞれのミルクがあるよね．無理は禁物．あなたにあった授乳でいいんだよ」と伝えたい．

訪問・健診．大切な出会いの場

　乳幼児健診にやってくる流行ファッションの新米ママ．でも健診までの道のりは本当に山あり谷ありだ．「健診で優しく丁寧に私の赤ちゃんを診てくれて，今までの私をほめてくれた．明日からもっと育児にがんばれる」ママの明日も山岳地帯である．でもこの時期が一番大切．母性にスイッチが入るときなのだ．育メン疲れのパパも同じ．父性を目覚めさせる時期なのだ．正確で優しい健診は，母性を育て父性を刺激する．本当の切れ目のない支援に健診医の暖かさは欠かせない．

　10代未婚．高校中退で出産．誰もがリスクありと判断する事例も祖父母の手厚い心身経済の支援があるとリスクなしに位置づけられる．限りある自治体予算は非常勤助産師の訪問事業には結びつかない．レアケースを多く担当する自治体保健師の対応は見守り的になる．電話訪問では親子の現実はみえない．心と基礎体力を育む乳幼児時代．親と子をしっかり結ぶ具体的で暖かなかかわりが必須だ．若年で親になったが，社会人としては発展途中．自分育ちと子育ての両立は簡単なことではない．多職種が地域コミュニティのなかで母子にかかわり連携する．それが実現してこそ「切れ目ない支援」が本物になるはずだ．

（竹内理恵子）

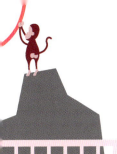 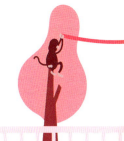

5歳児健診のポイント

この時期の子どもの特徴

　身長の伸びが目立ち幼児体型から脱却する．男児らしさ，女児らしさが現れ始める．

　走る・跳ぶ・投げるなどの運動機能が発達し，身体のバランスをとりながらスムーズに体を使って遊びが活発化する．それまで急激であった脳の発達が，緩やかとなるため精神的に安定しわがままやかんしゃくが減る．好奇心・知識欲が旺盛となり，記憶力・思考力が育ち知能が盛んに発達する．好き嫌い・怖れ・憧れ・嫉妬など感情が高度に分化する．家庭だけでなく，幼稚園・保育園での交わりや遊びを通して，前頭葉の共感や同情を司る部分が発達し，社会性やコミュニケーション能力が培われる．親との肉体的分離を体験し，「自」と「他」の観念が培われ独立心が育つ．自分が大切に思っている両親や先生が，言葉で伝える価値概念や道徳感を理解し，約束や規則を守るために，自分の気持ちや行動を抑制する能力（倫理観）が育つ．社会とのかかわりが，この年齢の子どもを育てる．

この健診のポイント

- 5歳は保育園・幼稚園での集団生活のなかで，発達の特性が明らかになる年齢である．5歳児健診の目標は，児の発達の特性に保護者が気付く契機とすることであり，診断するためのものではない．
- 2種類の質問紙と5歳児診察項目に沿った健診の方法は，発達の特性を把握するために有用である．
- 早期に発達の特性を発見し，医療・教育・福祉などの機関に繋ぐことで，早期対応を可能とすることが重要である．
- 児は，特性に気付かれ，特性に見合う支援や指導を受けることで，適切な教育環境を選択することが可能となり，就学後に生じる困難を軽減できる．

5歳児健診での留意点とコツ

　5歳児健診で発達の特性を探るためには，児が自然体であることが望ましい．笑顔であいさつを交わし，目をみて「さあ，始めようか」などの声をかけて開始する．自閉症スペクトラム障害（autism spectrum disorder：ASD）を疑う児には「何をするか」をあらかじめ簡単に説明することで，混乱やパニックを軽減できる[1]．

　注意欠如・多動症（attention deficit/hyperactivity disorder：ADHD）を疑う児の場合には，診察室が静かであり，壁や机上に注意を引くものがないよう整備されていることが望ましい．

　不安や緊張の強い児は，対面でなく横に並ぶことでスムーズに診察が進む場合がある．限られた時間内で，迅速に精度を上げて実施するには，あらかじめ診るべきポイントと手順を決め，健診を構造化することが重要である．東京方式では，すべての医師が冊子に沿い，同じ方法で実施するため結果を共有できる．

　5歳児診察項目（表2-8）[2]に沿い，正確かつ迅速に児の発達を診るには，それぞれの診察項目が，どの領域の発達を診るためのものであり，その通過不可が何を意味し，そこから疑うべき発達障害との関連をあらかじめ認識しておく必要がある．また，医師は，保護者が児の発達の特性に気づいているか否か，そして，それを受容しているか否かを見極めながら，慎重に健診を進めることが大切である．なぜなら，健診での医師と保護者のかかわり方が，次の支援につなげるうえの重要な要素となるからである．

　ADHD，ASD，知的能力障害（intellectual disability：ID）などが疑われるケースでは，疑う診断名を告げるよりも，「行動面」，「社会性」，「言語理解」に心配があると表現するほうが，支援や指導が円滑に進む場合が多い．

1　5歳児健診（東京方式）の実際

　東京都医師会は，小枝達也の研究報告「軽度発達障害児に対する気づきと支援のマニュアル」（平成18（2006）年度，厚生労働省）での5歳児健診の成果を参考に，平成21（2009）年度，「5歳児健診―東京方式―」を作成した．翌22（2010）年度より，健診のために作成した冊子[3〜5]を用い，以下のi）〜iv）の手順により，限定的ではあるが実施している．発達の特性を診るだけでなく，視力低下や肥満や低身長の早期発見のために，身体計測と歯についての聞き取りも併せて行っている．

　しかし現行の5歳児健診は任意の健診であるため発達に特性を抱えていても，早期発見・早期対応につなぐことができない子どもの困難が懸念される．

i）身体測定・視力検査・歯の異常をチェックし，一般診療を行う
ii）①と②の2種類の問診票を整理し，発達の特性を探る

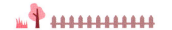

5 歳児健診のポイント

表 2-8　5 歳児健診の診察項目

	方　法	下位領域	領　域
1	なんていう保育園（幼稚園）ですか？	会話一般	会　話
2	何組ですか？		
3	○組の先生の名前は何ですか？		
4	保育園（幼稚園）のカレーはおいしいですか？		
5	お母さんのカレーもおいしいですか？		
6	保育園（幼稚園）とお母さんのカレーはどちらがおいしいですか？	共感性	
7	発音の明瞭さ（1～6 を通して）	発　音	発　音
8	両腕を横にあげる	動作模倣	動作模倣
9	両腕を上にあげる		
10	両腕を前に出す		
11	閉眼起立	協調運動・下肢	協調運動
12	片足立ち（右）【5 秒以上】		
13	片足立ち（左）【5 秒以上】		
14	片足ケンケン（右）【5 回以上】		
15	片足ケンケン（左）【5 回以上】		
16	指のタッピング（右）【3 秒以上】	協調運動・上肢	
17	指のタッピング（左）【3 秒以上】		
18	前腕の回内・回外（右）		
19	前腕の回内・回外（左）		
20	左右手の交互開閉【3 往復】		
21	くつって何をするものかな？（用途①）	用　途	概　念
22	帽子って何をするものかな？（用途②）		
23	お箸って何をするものかな？（用途③）		
24	本って何をするものかな？（用途④）		
25	時計って何をするものかな？（用途⑤）		
26	右手をあげてください（左右）	左　右	
27	左手をあげてください（左右）		
28	じゃんけんをする（3 回）	じゃんけん	
29	しりとりをする	しりとり	
30	「いいよ」っていうまで目をつむってください【20 秒可能】	行動制御	行動制御
31	「いいよ」っていうまで目をつむってください【自己刺激がない】		

（文献 2）より）

① **生活習慣チェック表**

保護者が記入した問診票から子どもの生活習慣を評価する．

② **質問紙「子どもの強さと困難さアンケート」**（strengths and difficulties questionnaire：SDQ）

保護者と保育士，教諭，その他がそれぞれに記入した2つをセットとし，発達行動評価を行う．医師が家庭と集団での児の様子を把握し，中立かつ客観的な立場で発達を評価するために参考となる．

発達の特性は集団行動のなかで見出されることが多い．家庭では保護者が児のペースに合わせるため見出しにくい特性も，集団のなかでの様子から保育士・教諭などが気づく可能性が高く，保育士・教諭が記入したSDQは参考となる．

SDQは5分間程度で記入でき，ほかの行動スクリーニングとの相関性も高い．気になるケースは5歳児診察項目によりさらに詳しく確認する．

iii）5歳児診察項目による診察（表2-8）

小枝らによる**表2-8**を用いて実施する．31の診察項目は，会話・発音・動作模倣・協調運動・概念・行動制御の6領域から構成され，すべての診察項目を丁寧に診ることにより，発達について診断の方向性を見出せる工夫がされている．SDQの結果と併せることで精度がより期待できる[6, 7]．

① **診察項目1〜6（会話）**

項目1〜4は，属性に関する質問である．この年齢の児の言語能力を診るには会話が適しており，自分が属する社会との関係をどのように認識しているかを探ることができる．ADHDの児は，初対面でも馴れ馴れしく人見知りをしない，質問が終わる前に回答することなどの言動を認める場合がある．ASDの児は，視線を合わせない，妙に大人びた言葉づかいや一方的で的外れな回答をすることがある．

② **診察項目7（発音）**

発音が不明瞭な場合は，機能性構音障害を疑う．

③ **診察項目8〜10（動作模倣）**

運動発達を診るためではなく，模倣行動を診るための項目である．

④ **診察項目11〜20（協調運動）**

神経学的微細徴候を診るための項目である．運動能力よりも認知能力に関係するため，認知能力の障害である発達障害との相関性が高い．ASD，ADHD，IDでは通過しないことがあり有用な項目である．

診察項目11〜15は，粗大運動における下肢の協調やバランスを診るものであり，ASDの児では通過しないことがある．診察項目16〜20は，上肢の協調運動を診るためのもので，ADHDの児では不通過となることがある．

⑤ **診察項目21〜29（概念）**

項目番号21〜25は，物の用途に関する質問で，概念の形成を確認することで認

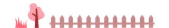

知の発達を診る．5問中，正解が3問以下の場合は言語発達遅滞と判断する．

概念に関する9項目で，通過が5項目以下の場合はIDを疑う．ASDの児では，読み書きが可能であるのに，診察項目29のしりとりが通過しない逆転現象を認める場合がある．

⑥ **診察項目 30，31（行動制御）**

安静閉眼を20秒持続させ行動制御能力を診る．20秒間，閉眼が維持できない，強く目を閉じる，身体を揺らすなどの自己刺激行動を認める場合は自己制御能力が弱いと判断する．ADHD，ADHDを合併するASD，不安感の強い児では，自己刺激行動を認めることが多い．

⑦ 上記の診察項目で不通過となった項目から疑うべき発達障害を以下に示す[6]．

> **(1) ADHDが疑われるケース**
> 　上肢の協調運動（16～20）＋行動制御（30，31）＜カットオフ値 5/7＞
> **(2) ASDが疑われるケース**
> 　下肢の協調運動（11～15）＋共感性（6）＜カットオフ値 3/6＞
> **(3) IDが疑われるケース**
> 　会話（1～6）＋概念（21～29）＜カットオフ値 10/15＞

iv) インタビュー

2種類の問診票の記入結果や，診察項目の所見から発達障害が疑われる場合は，その疾患を想定したインタビューを実施し，保護者から特性に関する情報をより正確に得る．しかし，インタビューは保護者と医師が事実を認識し合い，共通理解を得るための範囲に留める．

2 事後の指導

東京方式の判断基準に沿って事後指導を行う[3～5]．

i) 問題なし

医師，保護者ともに問題ないと判断した場合は終了とする．ただし，保護者が問題を抱えているケースでは要観察とする．

ii) 要観察

育児支援を行う機関につなげる．育児支援型の機関としては，保健所，教育委員会（就学相談を含む），保育園，幼稚園，医療機関（小児科，児童精神科，小児神経科）などがある．

iii) 要精密

療育支援を行う場所につなげる．療育支援型の施設として，大学病院，小児専門病院，療育施設などがある．

❓ よくある親からの質問

質問1 幼稚園の先生から，「順番が待てない，気に入らないとお友達に乱暴する」といわれますが，家ではそんなことはありません．

対応 家では，保護者が児のペースに合わせて対応することが多いため，特性が発見しにくいが，ADHDの児の多動や衝動性などの特性は，集団行動のなかで初めて気づかれることが多くある．

質問2 初めての場面や初めての経験に遭遇すると，すぐ混乱したりパニックを起こします．どうしたら，気持ちを落ち着かせることができますか？

対応 ASDの児は想像性に欠けるため，新しい場面や経験に対して臨機応変に対応することが困難である．あらかじめスケジュール表に沿って，起こり得ることを説明しておくことで混乱やパニックを軽減することが可能となる．パニックに陥った場合は，ひとまずクールダウンを心がけて興奮を鎮めることが大切であると伝える．

これだけは見落としたくないサイン

- **ADHDを疑う児のサイン**

    妙に馴れ馴れしい態度をとる，人見知りしない，質問が終了する前に回答する，身体を揺らすなどのサインを示す場合は，ADHDを疑い，上肢の協調運動に関する診察項目（16〜20）や，行動制御に関する診察項目（30, 31）を慎重に診る．

- **ASDを疑う児のサイン**

    入室を渋る，視線を合わせない，大人びた言葉づかいをする，一方的に的外れな会話を続けるなどのサインを示す場合は，ASDを疑い，共感性に関する項目（6）や下肢の協調運動に関する質問項目（11〜15）を慎重に診る．しりとりが不得意なこともサインの1つである．

- **IDを疑う児のサイン**

    入室を渋る，指示や質問が入りにくい，言葉が拙く印象が幼いなどのサインを示す場合は，IDを疑い，会話（1〜6）や概念に関する項目（21〜29）を慎重に診る．概念に関する9項目で通過が5項目以下の場合はIDを疑う．

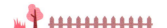

参考文献

1) American Psychiatric Association（原著），日本精神神経学会（日本語版用語監修），髙橋三郎，大野裕（監訳）：DSM-5 精神疾患の分類と診断の手引．医学書院，東京，26，2014．
2) 関あゆみ，石田 開，竹内亜理子，他：発達コホート研究における構造化された医師観察法とその有効性．日本小児科学会雑誌，113 (7)：1095-1102，2009．
3) 東京都医師会 次世代育成委員会（編）：5歳児健診事業―東京方式―．
4) 平山貴度：5歳児健診―東京方式―とその評価．日本小児科医会会報，(42)：79-83，2011．
5) 平山貴度：東京都における5歳児健診―東京方式―の運用状況とその評価．小児科臨床，66 (3)：399-404，2013．
6) 小枝達也（編）：5歳児健診―発達障害の診療・指導エッセンス，第1版，診断と治療社，東京，2008．
7) 小枝達也：5歳児健診 診療・指導のコツ．小児科臨床，66 (3)：381-387，2013．

（澁井展子）

Ⅲ章
こんなケースに出会ったら

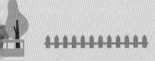

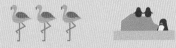

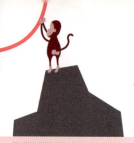

食物アレルギーがある子ども

主治医がいるか確認を！

　東京都の3歳児健康診査における横断的調査によると，3歳までに20％の児が食物アレルギー症状を認めたとされ，もはやありふれた疾患といってよい．しかし同時に乳児期発症の食物アレルギーは3歳の時点で63.2％が耐性化するとされており，定期的に診断を再評価する必要がある．乳児期の湿疹や離乳食初期にみられた軽度の症状をきっかけに，特異的IgEを測定され多品目の除去を指導されたが，その後のフォローアップがなされず，漫然と食事制限が継続されている児をみることをよく経験する．乳幼児健診でそのような児をみた場合には，食物アレルギーの診療を受けている主治医がいるか確認する．いない場合には主治医となるか，適切な専門医の受診を勧めることが大切である（**表3-1**）[1]．日本小児アレルギー学会より『食物アレルギー診療ガイドライン2016年』[2]が発刊されており，参考にするとよい．

離乳食を遅らせる必要はない

　以前は，消化管や免疫系が未熟であるために，早期に離乳食を開始し鶏卵やピーナッツのような食品を与えると食物アレルギーを引き起こすとされていた．2000年のアメリカ小児科学会による声明では「家族がアレルギー疾患を有するハイリスクの乳児には1年間以上母乳栄養を続け，乳製品は1歳，鶏卵は2歳，ピーナッツやナッツ類，魚は3歳以降に開始時期を遅らせる」と推奨されていた．しかし，すでに2005年にこれは科学的な根拠に乏しいとして撤回されている．

表 3-1　専門医へ紹介すべき症例

A. 食物アレルギーの関与する乳児アトピー性皮膚炎の専門医紹介のタイミング
　1）通常のスキンケアとステロイド外用療法にて湿疹が改善しない・繰り返す場合
　2）多抗原（3抗原以上）の感作陽性の場合（離乳食開始までに紹介）
　3）診断および耐性獲得の確認のための食物経口負荷試験が必要な場合
B. 即時型食物アレルギーの専門医紹介のタイミング
　1）原因食物の診断が難しい場合や原因不明のアナフィラキシーを繰り返す場合
　2）遷延する食物アレルギーに対する診断の見直しや栄養指導が必要な場合
　3）耐性獲得の確認・リスクアセスメントのための食物経口負荷試験が必要な場合

（文献1）より）

むしろ最近では，早期摂取開始を支持する報告がみられている．イスラエルでは乳児期にピーナッツを与える習慣があるが，イギリスではほとんど与えることはない．この2つの国でピーナッツアレルギーの頻度を比較したところ，乳児期からピーナッツを摂取しているイスラエルのほうが有意に少ないことが2008年に報告された．さらに，同じグループが乳児期からピーナッツを週3回以上摂取し5歳まで継続する群と，5歳まで完全除去する群とを比較したところ（LEAP study：Learning Early About Peanuts），ピーナッツを摂取していた群において，明らかにピーナッツアレルギーの頻度が低いことを2015年に報告[3]した．この結果を踏まえ，「ピーナッツアレルギーの発症リスクが高い国では，乳児の離乳時期において"遅く"ではなく，むしろなるべく"早く"ピーナッツの摂取を開始するほうが有益である」との国際的なコンセンサスステートメント[4]を発表している．

感作と発症は違う

特異的IgEはアレルギーの診断において非常に有用であるが，血中に抗原に対するIgEが存在することを意味するだけであり，必ずしも食物アレルギーが発症することを意味しない．測定値に対する症状誘発の確率をロジスティック回帰法により算出してプロットしたプロバビリティカーブ（図3-1）[1]が報告されている．これらを参考にして検査結果を解釈し，食事制限の必要性を検討する．最終的には**食物経口負荷試験が最も確実な診断方法**とされており，2006年から入院が，2008年からは外来での施行が保険適用となった．

「必要最小限の除去」を！

① 食べると症状が誘発される食物だけを除去する（表3-2）[1]

特異的IgEや皮膚テストの結果や食物経口負荷試験により，不必要な除去を減らすことが重要である．

② 原因食物でも，症状が誘発されない"食べられる範囲"までは食べることができる（図3-2）

必要最小限の除去を考えるうえで，図3-2の横軸の除去食品の種類についてはよく検討されるが，それぞれの摂取可能な量（縦軸）に関しては指導がなされないことが多い．食物経口負荷試験が陽性であったとしても，安全に摂取できることが確認された量までは積極的に摂取を開始することが望ましい．また，誤食しても症状がみられなかった場合には同じものを摂取開始するよう指導するとよい．

III こんなケースに出会ったら

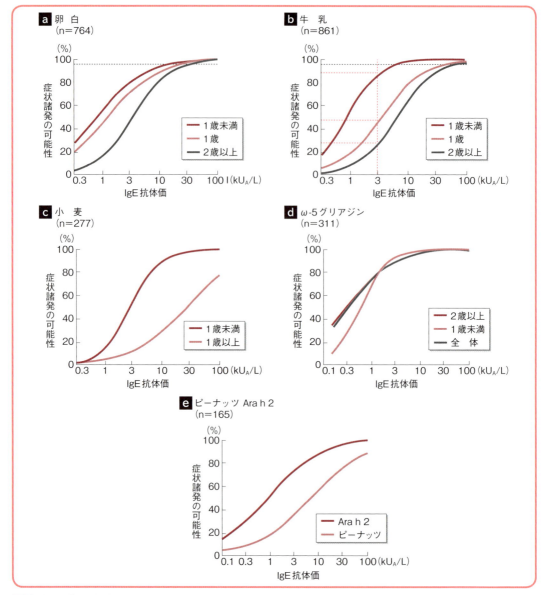

図 3-1 プロバビリティカーブ（イムノキャップ®値と症状誘発の可能性） （文献 1）より）

プロバビリティカーブの読み方：b 牛乳の IgE 抗体価 3.0 KU$_A$/L の場合，症状を誘発する可能性は 1 歳未満の児では約 90％，1 歳児では約 50％，2 歳以上の児では約 30％である．しかしあくまでも確率論であることに留意する．

表 3-2 正しい診断に基づいた必要最小限の原因食物の除去

必要最小限の除去とは
1) 食べると症状が誘発される食物だけを除去する 　"念のため"，"心配だから"といって，必要以上に除去する食物を増やさない 2) 原因食物でも，症状が誘発されない"食べられる範囲"までは食べることができる 　"食べられる範囲"の量を除去する必要はなく，むしろ食べられる範囲までは積極的に食べるように指示することが望ましい

（文献 1）より）

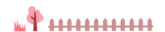

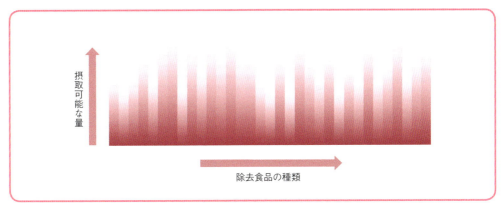

図 3-2　たてよこで"必要最小限の除去"を考えて食生活を豊かにする

経口免疫療法の可能性

　経口免疫療法とは「自然経過では早期に耐性獲得が期待できない症例に対して，事前の食物経口負荷試験で症状誘発閾値を確認したあとに，原因食物を医師の指導のもとで経口摂取させ，閾値上昇または脱感作状態としたうえで，究極的には耐性獲得を目指す治療法」とされている．これは根治療法であり有望な治療法であるが，治療の過程において多くの症例で即時型のアレルギー反応がみられるため，一般診療として推奨はされていない．現時点では，強いアレルギー症状が 5 歳以降まで遷延したり，耐性獲得しにくい食物アレルギーをもつ患者において，専門医が体制の整った環境で，研究的に行う段階の治療であるとされている．

経皮感作とスキンケアの有用性

　2008 年，Lack らは経皮的に曝露された食物抗原に対しては感作が成立し，経口摂取した場合には寛解が誘導される dual-allergen-exposure hypothesis（二重抗原曝露仮説）を提唱した（図 3-3）[5]．アトピー性皮膚炎を有する児は，健常児と比較して食物へ感作されやすいことや，大規模なコホート研究により，3 か月児における湿疹の重症度が食物への感作リスクを増大させることも報告されており，湿疹のコントロールをよくすることが重要である．食物アレルギーに対する指導だけでなく，保湿薬やステロイド軟膏の適切な使用方法もあわせて指導する必要がある．

鶏卵アレルギー発症予防に関する提言

　国立成育医療研究センターにおいて，アトピー性皮膚炎の乳児を対象としてプロア

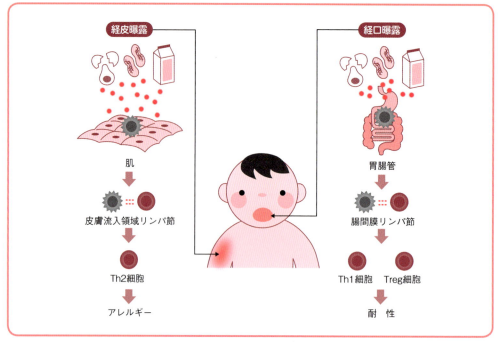

図 3-3 二重抗原曝露仮説 (文献5)より)

クティブ療法を含めた積極的な治療を行ったうえで生後6か月から微量の加熱全卵粉末摂取を開始するランダム化比較試験(PETITスタディ)が行われた[6]．1歳まで鶏卵を完全除去した群では37.7％に鶏卵アレルギーを発症したが，生後9か月から250mgに増量し毎日摂取した群では1歳における鶏卵アレルギー発症率は8.3％と有意に減少した．

これを受けて2017年6月に日本小児アレルギー学会から「鶏卵アレルギー発症予防に関する提言」[7]が出された．アトピー性皮膚炎を寛解させたうえで，鶏卵アレルギー発症予防を目的として，医師の管理のもと，生後6か月から鶏卵の微量摂取を開始することを推奨している．しかしすでに鶏卵アレルギーの発症が疑われる場合には安易に鶏卵摂取を促すことは危険であるため，「食物アレルギー診療ガイドライン2016」[8]に準じた対応をするとしている．

参考文献

1) 「食物アレルギーの診療の手引き2014」検討委員会：食物アレルギー診療の手引き2014．厚生労働科学研究班, 2014.
   http://www.foodallergy.jp/manual2014.pdf
2) 海老澤元宏, 伊藤浩明, 藤澤隆夫(監)：食物アレルギー診療ガイドライン2016, 日本小児アレルギー学会アレルギー委員会(作成), 協和企画, 東京, 2016.
3) Du Toit G, Roberts G, Sayre PH, et al：Randomized trial of peanut consumption in infants at risk for peanut allergy. N Engl J Med, 372 (9)：803-813, 2015.

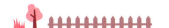

4) Fleischer DM, Sicherer S, Greenhawt, et al : Consensus communication on early peanut introduction and the prevention of peanut allergy in high-risk infants. J Allergy Clin Immunol, 136 (2) : 258-261, 2015.
5) Lack G : Epidemiologic risks for food allergy. J Allergy Clin Immunol, 121 (6) : 1331-1336, 2008.
6) Natsume O, Kabashima S, Nakazato J, et al : Two-step egg introduction for prevention of egg allergy in high-risk infants with eczema (PETIT study) : a randomized, a double-blind, placebo-controlled trial. Lancet, 389 (10066) : 276-286, 2017.
7) 鶏卵アレルギー発症予防に関する提言：日本小児アレルギー学会
http://www.jspaci.jp/modules/membership/index.php?page＝article&storyid＝205
8) 海老澤元宏：食物アレルギー診療ガイドライン2016―"食べさせない"のではなく"食べさせる"には？―. アレルギー, 65 (10) : 1258-1263, 2016.

(西本 創)

 乳幼児健診と貧血①

　乳幼児健診で診断される病的状態のなかで最も高頻度のものは貧血である．この意見の正否に疑問をもつ方は少なくないであろう．乳幼児健診において身体所見から貧血の存在が疑われた事例については，集団健診の場では精査の必要性を説明してかかりつけ医または小児専門の医療機関を紹介して受診を勧めるという方法がとられる．個別健診では健診を行っている医療機関で検査を行うことができるが，いずれの場合にも身体所見から貧血を疑うのは医師の技量の差が大きく，頻度が高くならないため，健診を行っている要員側が貧血が多いという認識を得るに至っていないものと思われる．沖縄県だけが貧血の検査を行っているようで，沖縄県保健医療部健康長寿課が刊行している「沖縄の母子保健」(2015年度刊行，2013年度資料) によれば1歳6か月児健診で16,916人の受診者中8.3％に相当する1,406人に貧血があったことが記載されている．貧血とされた事例のさらなる疾病診断は記載されていないが，この年齢層では鉄欠乏性貧血が圧倒的に多いことをわれわれは知っているので，沖縄県も例外ではないと考える.

　鉄欠乏性貧血であれば，適切な栄養摂取，鉄剤の投与によりすみやかに病的状態を脱することは可能であるが，ほかの原因による貧血では，原因疾患によって対応は大きく異なるので診断を明らかにする必要性は高い．沖縄県の過去のデータでは，月齢により差が大きく頻度が高いときは10〜13％というときもあった．沖縄県だけが他県と比較して，貧血の頻度が特化して高いとは考えにくい．他県でも，検査前確率が約10％で貧血をもっている集団だと考えて健診に従事するかどうかによって，当然，結果や事後措置に大きな差が出るのはいうまでもない．乳幼児健診で，貧血の診断をほとんどした経験がない医師は，日常診療でも多くの貧血患者を見逃していると自覚すべきである．診断能力の差は小さくない.

(原 朋邦)

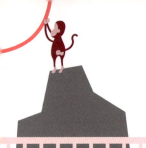
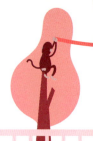

成長障害，運動発達が遅れている子ども

はじめに

　自治体によって公費負担による乳幼児健診の設定は異なる．公的機関を用いて集団健診の形をとる地域もあれば，保護者が自分で医療機関を選んで受診する個別健診の形をとる地域もある．同年齢の子どもが集まる集団健診はほかの子どもとの差異が目立ちやすいメリットがある一方，1人当たりにかけられる時間が短いため，きめ細やかさに欠けることが多い．

　本項では，成長障害，運動発達が遅れている子どもについて多くの子どもが受けていると思われる，1か月，4か月，10か月，1歳6か月，3歳時の健診のポイントを記す．

Failure to thrive（成長障害）

❶ 1か月

　この時期に最も多い間違いは，不適切な評価による母乳不足の判断である．生後1か月のこの時点で出生体重から1kg増えないといけないと思い込んでいる医療者が少なくない．生後1か月の体重増加を評価する際には，出生後の体重減少を考慮しなければならない．母子手帳で，最低体重になっている時点を確認し，体重増加開始時点として計算する．たとえば，3,000gで出生した児が，日齢5に2,900gに体重減少し，日齢30の健診で3,500gだった場合を示す（図3-4）．計算式は，（3,500 － 3,000）÷ 30 ＝ 16.7g/日ではなく，（3,500 －2,900）÷ 25 ＝ 24g/日となり，体重増加は正常範囲と判断する．体重増加が20g/日未満の場合は，児が泣く前に授乳するように指導し，2週間ないし3週間後に再受診してもらい，体重増加を確認する．1週間後では排尿，排便などによる誤差が大きく，正しく評価できない可能性が高いため，2週間ないし3週間後の来院を勧める．

　繰り返す嘔吐がある場合は，幽門狭窄や胃食道逆流症を診断できる医療機関に紹介する．心雑音やチアノーゼがあれば，先天性心疾患を疑う．筋緊張が低い場合は，神経筋疾患を疑い，診断可能な医療機関にすみやかに紹介する．

❷ 4か月

　4か月の時点で体重増加が20g/日未満の場合は，母乳の間隔を空けていたり，人

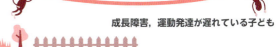

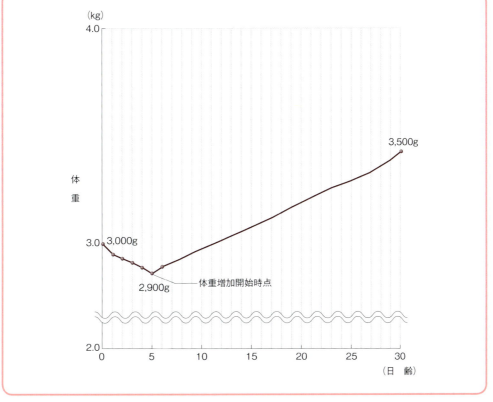

図 3-4　1か月児健診時の体重増加

工乳を薄めていたり，フォローアップミルクを与えていたりという不適切な授乳を疑う．授乳方法に問題がない場合は，❶1か月の項に記載した基礎疾患の存在を疑う．皮膚色が貧血様であれば，血液検査で貧血の有無をたしかめる．

❸ 10か月，1歳6か月，3歳

体重・身長・頭囲の絶対値以上に大切なのは，成長曲線である．母子手帳に付属している成長曲線に必ずプロットして，成長を流れとして把握する．そこで，増加率が低いために成長曲線の傾きが小さくなり，標準の成長曲線を横切る場合は成長障害を考える（図 3-5）．この時期には，食事が進んでいるはずだが，母乳だけを与えていたり，食物アレルギーを恐れるあまり誤った知識による除去食を行ったりして栄養不足をきたしていることがある．

A．養育者への説明

養育者が心配しているかどうかで，説明の仕方に工夫が必要である．児が小さいことや，やせていることを心配している場合，さらに心配させると"育児の失敗"として養育者が自分を責めてしまい，その後の育児に支障をきたす可能性が高い．一方，成長障害の認識が全くない場合，栄養不足や基礎疾患の存在を軽くみてしまい，その

Ⅲ　こんなケースに出会ったら

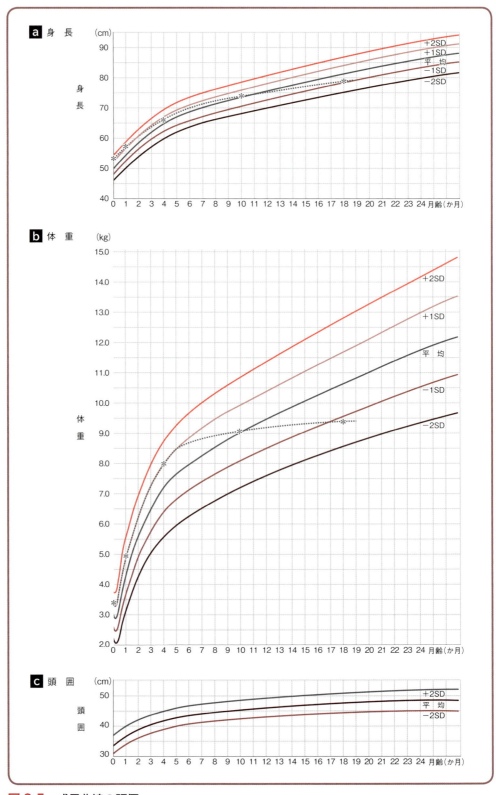

図 3-5　成長曲線の評価

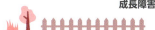

後の健康状態の悪化につながる可能性がある．適切に事実を伝え，正しく心配してもらうようにする．全身状態がよければ，授乳指導や栄養指導を行い，基礎疾患の存在を疑ったら紹介状をすみやかに渡す．栄養指導もせず，原因疾患の検索もしないで"経過観察"するのは厳禁である．

B．原因や背景

ⅰ）児の疾患によるもの

- 嘔吐（胃食道逆流症，幽門狭窄など）
- 哺乳力の不足（先天性心疾患，染色体異常，甲状腺機能低下症，副腎過形成，神経筋疾患，脳性麻痺など）
- 鉄欠乏性貧血

ⅱ）養育者の問題によるもの

- 授乳不足
- 間違った授乳方法（薄めて与えたり，4か月児にフォローアップミルクを与えたりしていることもある）
- 食事開始の遅れ（知識不足や誤情報による）
- 養育者のうつ（養育者の表情や歩く速さに留意する）
- 貧困（服装や虫歯，体臭に留意する）
- 虐待（不自然な外傷など）

C．対　応

児の疾患によるものは，適切な治療のため，診断と治療ができる医療機関に紹介する．

- 栄養状態の改善（1回量を増やしたり，4回食，5回食を試すように勧める）
- 社会的問題の是正（家族背景によって祖父母の協力を得たり，保育所の利用を勧める）

自院を受診しない懸念がある場合は行政機関（保健センター，母子保健課，児童相談所など）に連絡する．

運動発達の遅れている子ども

> 1か月：この時点では運動発達の評価は難しい
> 4か月：首が座っていない．笑わない．追視しない．音のほうを向かない
> 10か月：支えなしで座れない．つかまり立ちができない
> 1歳6か月：1人で歩けない．発語がない
> 3歳：自分の名前がいえない．文による会話ができない

上記の異常がみられた際に，何の指示もなしに経過観察をするべきではない．自分

III　こんなケースに出会ったら

で経過をみる場合には，遅れを挽回できるような刺激の与え方をアドバイスしたり，いつ頃どのような変化がみられるかを予測して伝えたりすべきである．専門の医療機関に紹介するときには，受診の手順を説明するだけでなく，受診までの自宅での過ごし方や紹介先で行われるであろうことをわかる範囲で伝えることで，保護者は安心感をもつことができる．

　テレビ，DVD，スマートフォン，パソコンとの接触時間を聞き取ることは重要で，電気仕掛けの玩具ではなく絵本や積み木，ブロック，手遊びなどの提案が有効なことがある．

　乳幼児健診は，子どもにレッテルを貼ることが目的ではない．よりよい未来につなげるための絶好の機会である．親子の身になって安心感を与えられることが最も求められる．

参考文献

1) McLean HS, Price DT : Failure to thrive. Nelson Textbook of Pediatrics 20th (ed) , Kliegman RM, et al (eds) , Elsevier, Philadelphia, 249-252, 2015.
2) 水野克己：お母さんが元気になる乳児健診―健診を楽しくすすめるエビデンス＆クリニック，メディカ出版，大阪，2010.

〈田中秀朋〉

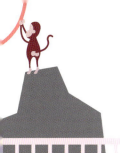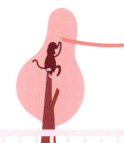

心の発達に問題がある子ども

はじめに

乳幼児の健診時に心の発達に問題がありそうと思うと気が重くなる医師も多いであろう．しかしつかみどころのない心ではなく，脳機能の部分的な問題と考えてみてはどうだろう．運動に関連する障害では脳性麻痺などを，脳の皮質の障害ではてんかんなどを，認知に関する障害では精神遅滞などを，社会性・行動・情緒に関する異常では自閉症スペクトラム障害（autism spectrum disorder：ASD）などを生じると考えると理解しやすい．脳の機能は互いに隣接しているので障害の並存も納得できる[1]．

 ## 神経発達症群（神経発達障害群）

従来の発達障害のうち，DSM-5[2]では神経発達症群の代表的なものとしては，自閉症スペクトラム障害（自閉スペクトラム症：ASD），注意欠如・多動症（注意欠如・多動障害，attention deficit/hyperactivity disorder：ADHD），限局性学習障害（限局性学習症，specific learning disorder：SLD），知的能力障害（知的発達障害または精神遅滞，intellectual disability：ID）の4つがある．相互的な関係を図 3-6 に示す[3]．障害が重複したり，成長して主たる診断が変わることもあり得る．

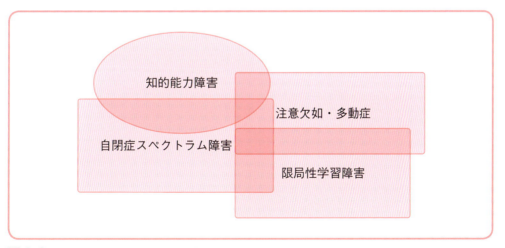

図 3-6　主な発達障害（神経発達症）の相互的な関係
（花井敏男：発達障害が疑われる子どものみかたと対応．乳幼児健診マニュアル，第 5 版，福岡地区小児科医会 乳幼児保健委員会（編），医学書院，東京，2015，p.26より）

Ⅲ　こんなケースに出会ったら

神経発達症の頻度

　2012年に発表された文部科学省の調査で，全国の公立小中学校の通常学級において発達障害の可能性のある児童生徒が6.5％（男子9.3％，女子3.6％）いると報告されている[1]．年代や調査方法により差があるが，少なくとも5〜10％，20人に1〜2人，クラスに2〜3人程度は在籍している．一般の小児科診療でも必ず出会っているはずである．

自閉症スペクトラム障害（ASD）

　ASDの診断は，DSM-5においては①社会的コミュニケーションおよび相互関係における持続的障害，②限定された反復する様式の行動，興味，活動の2つの領域にまとめられた．②の下位項目に臨床上の特徴である知覚過敏性・鈍感性などの項目がある[2]．診断基準を表3-3に示す[2]．

表3-3　自閉症スペクトラム障害の診断基準（DSM-5）

A. 複数の状況で社会的コミュニケーションおよび対人的相互反応における持続的な欠陥があり，現時点または病歴によって，以下により明らかになる（以下に例を示すが，網羅はしていない）．
(1) 相互の対人的―情緒的関係の欠落
- 対人的に異常な近づき方をする
- 通常の会話のやりとりが困難
- 興味，情動，感情の共有の少なさ
- 社会的相互反応の開始や対応が困難

(2) 対人的相互反応で非言語的コミュニケーション行動を用いることの欠陥
- まとまりの悪い言語的，非言語的コミュニケーション
- アイコンタクトと身振りの異常
- 身振りの理解やその使用の欠陥
- 顔の表情や非言語的コミュニケーションの完全な欠陥

(3) 人間関係を発展させ，維持し，それを理解することの欠陥
- さまざまな社会的状況に合った行動に調整することが困難
- 想像上の遊びを他者と一緒にしたり友人をつくることが困難
- 仲間に対する興味の欠如

B. 行動，興味，または活動の限定された反復的な様式で，現在または病歴によって，以下の少なくとも2つにより明らかになる（以下に例を示すが，網羅はしていない）．
(1) 常同的または反復的な身体の運動，ものの使用，または会話
- おもちゃを一列に並べたり，ものを叩いたりするなどの単調な常同運動
- 反響言語
- 独特な言い回し

(2) 同一性への固執，習慣への頑なこだわり，または言語的，非言語的な儀式的行動様式
- 小さな変化に対する極度の苦痛
- 移行することの困難さ
- 柔軟性に欠ける思考様式
- 儀式のようなあいさつの習慣
- 毎日同じ道順をたどったり，同じ食物ばかりを要求する

(3) 強度または対象において異常なほど，きわめて限定され執着する興味
- 一般的ではない対象への強い愛着または没頭
- 過度に限局した，または固執した興味

(4) 感覚刺激に対する過敏さまたは鈍感さ，または環境の感覚的側面に対する並外れた興味
- 痛みや体温に無関心のようにみえる
- 特定の音または触感に逆の反応をする
- 対象を過度に嗅いだり触れたりする
- 光または動きをみることに熱中する

（日本精神神経学会（日本語版用語監修），髙橋三郎・大野　裕（監訳）：DSM-5 精神疾患の診断・統計マニュアル．p.49，医学書院，2014より作成）

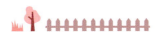

　ASDの症状出現は年齢によりに多少の差がある．1歳6か月児健診から2歳にかけて，知的障害のあるASDでは言葉の遅れが目立つことがある．また1歳6か月児健診時のスクリーニング検査としてWeb上で公開されている日本語版M-CHAT[4]では，要求の指さし，興味の指さし，呼名反応，指さし追従の4項目で差が有意であるという．視線が合わない，乏しい表情，常同行動，物へのこだわりなども現れてくる．

　軽度あるいは知的遅れのないASDは3歳児健診や5歳児健診，保育園や幼稚園で疑われることが多い．言葉の発達に問題はないが，会話のときに視線が合わない，特定の物や遊びにこだわりがあり，育てにくさ，扱いにくさが目立ち，音や触覚などの感覚過敏も明らかになってくる．

注意欠如・多動症（ADHD）

　ADHDは①「注意を持続できない」や「必要なものをなくす」といった不注意，②「じっと座っていられない」といった多動性，「順番を待つことが難しい」といった衝動性を中心症状とする．これらが12歳以前に2つ以上の状況において6か月以上継続してみられ，子ども本人や周囲が非常に困っている場合に診断する．DSM-5の診断基準を**表 3-4**に示す[2]．

表 3-4　注意欠如・多動症の診断基準（DSM-5）

（1）不注意（以下の9症状のうち6つ以上が，6か月以上持続すれば診断される） 　（a）学業やその他の活動においてしばしば綿密に注意できない，または不注意な過ちをおかす 　（b）課題または遊びに際して注意の持続がしばしば困難である 　（c）直接話しかけられたときにしばしば聞いていないようにみえる 　（d）しばしば指示に従えず，学業や用事をやり遂げられない 　（e）課題や活動を順序立てることがしばしば困難である 　（f）学業や宿題など精神的努力の持続を要する課題をしばしば避ける，嫌う，いやいや行う 　（g）学校教材，鉛筆，本，道具，財布，鍵など課題や活動に必要なものをしばしばなくす 　（h）外からの刺激によって容易に注意をそらされることがしばしばある 　（i）日々のするべき活動や約束などをしばしば忘れてしまう
（2）多動性-衝動性（以下の9症状のうち6つ以上が，6か月以上持続すれば診断される） 　（a）しばしば手足をそわそわ動かし，座っていてももじもじする 　（b）教室など座っていることを要求される状況でしばしば席を離れる 　（c）しばしば不適切な状況で走り回ったり，高いところへ上がる 　（d）静かに遊んだり，余暇活動につくことがしばしばできない 　（e）しばしば「じっとしていない」，または「まるでエンジンで動かされるように」行動する 　（f）しばしばしゃべりすぎる 　（g）しばしば質問が終わる前に出し抜けに答え始める 　（h）列に並んでいるときなどに，順番を待つことがしばしば困難である 　（i）会話やゲームなどでしばしば他人を妨害し，邪魔をする 　（（a）～（f）が多動性の症状で，（g）～（i）が衝動性の症状である）

（日本精神神経学会（日本語版用語監修），髙橋三郎・大野 裕（監訳）：DSM-5 精神疾患の診断・統計マニュアル．p.58-59, 医学書院, 2014 より）

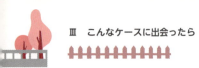

　幼児期のADHDは動き回る，じっとしていられない傾向がみられるが，不注意は気づかれにくいこともある．5歳児健診や年長，就学頃に特徴が明らかになる．就学後授業中に立ち歩いたり，多弁の多動性がある．連絡帳や宿題の忘れ物が多い，よそ見が多いなどの不注意や，順番が待てない，他児へのちょっかいなどの衝動性が目立ってくる．

　薬物治療として，メチルフェニデート徐放薬（コンサータ®），アトモキセチン（ストラテラ®），グアンファシン（インチュニブ®）があるが，適応は6歳以降である．

限局性学習障害（限局性学習症：SLD）

　全般的な知的発達の遅れはないが，聞く，話す，読む，書く，計算する，または推論するなどの特定の能力の習得と使用に著しい困難を示す場合にSLDと診断する．読字障害が代表的である．小学1年では音読が多く問題ない児童が，2年になると急に学習に支障をきたすことがある．読字障害のためであり知的能力障害と誤解されることもあり注意が必要である．実際に問題になる時期は就学後で，乳幼児健診でみつかることはほとんどない．

神経発達症が疑われた場合の対応

　乳児健診でASDやADHDなどの神経発達症が明らかに疑われるときは，時間を置かずに精査や診断が可能な専門医療機関を紹介することが勧められる．保護者には気になる症状や困っている点について説明を行い受診の動機づけを行う．診断名のみを告げることは避けたほうがよい．

　診断の告知には保護者と信頼関係をつくりながら前向きに取り組む姿勢で支援しながら，神経発達症の医療の経験が豊富な医師から告知を受けることが望ましい．健診機関-専門医療機関-療育機関の緊密な連携が必要である[3]．

　神経発達症が明らかではないが気になるときは必ず適切な時期に再評価する．「大丈夫だと思います」と安易にいってはならない．「○歳頃に○○ができるので，それができるよう遊びを多めにしてあげ，○歳頃に再受診してください」と保護者の不安に配慮しながら，きちんと見通しを伝えることが重要である[1]．

保護者と子どもへの支援

　保護者，とくに母親に対する支援は重要である．ASDやADHDのパニック行動に振り回されて，疲れきっている場合も多い．また子どもに対する虐待につながることもある．保護者の困りごとをよく聞き，母親の育て方だけが原因ではないことが多い

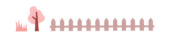

ことを理解してもらう[3]．

　児童相談所，保健所，通園している保育園，幼稚園，療育機関と連携し家庭と園の両方で子どもに適切な対応ができるように支援したい．

参考文献

1) 洲鎌盛一：乳幼児の発達障害診療マニュアル―健診の診かた・発達の促しかた，医学書院，東京，2-3，2013．

2) American Psychiatric Association（原著），日本精神神経学会（日本語版用語監修），高橋三郎，大野 裕（監訳）：DSM-5 精神疾患の診断・統計マニュアル，医学書院，東京，49, 58-59, 2014．

3) 花井敏男：発達障害が疑われる子どものみかたと対応．乳幼児健診マニュアル，第5版，福岡地区小児科医会 乳幼児保健委員会（編），医学書院，東京，26, 2015．

4) 神尾陽子：日本語版M-CHAT (The Japanese version of the M-CHAT)．国立精神・神経センター精神保健研究所 児童・思春期精神保健部．
http://www.ncnp.go.jp/nimh/jidou/aboutus/mchat-j.pdf

〈南 武嗣〉

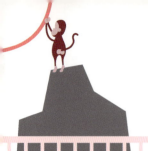
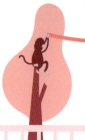

皮膚科的疾患がある子ども

はじめに

　乳幼児健診で児の皮膚に何らかの所見を認める例は珍しくない．皮膚所見以外に健康な児では，そのほとんどが喫緊の介入を必要としないが，「すべての子どもが健やかに育つ社会」という健診の目的を考えると，皮膚科的疾患においても，医療者は共通した認識をもって対応することが望まれる．以下に，健診で認められる代表的な皮疹について述べる．

新生児期の対応

　脂漏や新生児ざ瘡は自然に軽快するが，丘疹や膿疱，脂漏が多い児には，石けんでの洗浄を勧める（図 3-7）．これらは生後数か月で消失する一過性の現象であって，湿疹ではない．石けん洗浄は有効だが，その後何も外用しないでいると，児によっては皮膚が過度に乾燥したり，外的刺激により炎症を生じたりする場合があるため，皮膚の保護目的に薄く白色ワセリン（プロペト®）を外用する．脂漏が多くても，炎症所見がない場合は同様の対応でよい（図 3-8）．湿疹反応が出現した場合は，Ⅳ群ステロイド外用薬を併用する（図 3-9）．

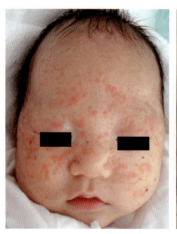
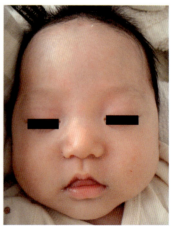

図 3-7　新生児ざ瘡
前額や顔面に紅色丘疹と膿疱が多数散在しているが（左），約 1 か月後にはほぼ消失している（右）．

100

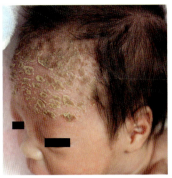
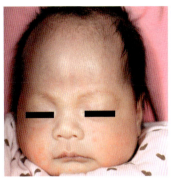

図 3-8 脂　漏
前額に脂漏が多数付着しているが（左），石けんで洗浄したのち薄く白色ワセリンを外用して，1週間後には大部分の脂漏がとれている（右）．

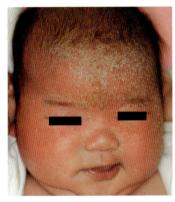
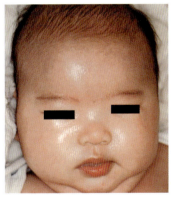

図 3-9 脂漏性湿疹
石けんで洗浄後，クロベタゾン酪酸エステル軟膏（キンダベート®軟膏）を1度併用したあとは，白色ワセリンを外用するのみで皮疹は軽快した．

　上述のほかにも，新生児期には新生児稗粒腫や大理石様皮斑，生理的落屑（新生児落屑）など一過性の皮膚症状を認めることがあり，保護者が安心して育児に取り組めるよう，健診を担当した医師が皮疹についても説明できるとよい[1]．

おむつ皮膚炎，湿疹の対応

　おむつが当たる部位の紅斑が遷延する場合は，亜鉛華軟膏を厚めに塗るよう勧める．何度塗り重ねてもよく，これを除去したい場合は十分なオリブ油（医薬品としてはオリブ油がある）で拭き取る．それでも改善のない事例は皮膚科専門医にご紹介

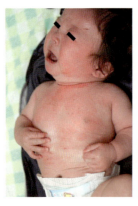
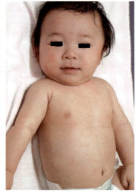
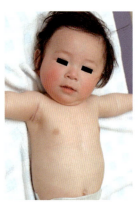

図 3-10 乳児湿疹
初診時（左）から必ず1週間以内には再診して（中央），改めて十分な外用指導を行う．とくにステロイド外用薬を塗る部位については，こまめに外用指導を行い，スキンケアのみでよいところまで皮疹を消失させる（右）．

いただきたい．
　生後数か月以降の児では皮脂が減少しており，外用した保湿剤も時間が経つうち服で擦れるなど外的刺激で取れている場合がある．白色ワセリンを薄く伸ばしながら適宜塗布すると，バリア機能が高まり，皮膚の乾燥傾向も著明に改善する．それでも搔破して湿疹反応がみられる場合は，Ⅳ群ステロイド外用薬の併用が必要となる．湿疹の治療は，皮疹に見合っていることを確認するため，定期的な通院が欠かせない（図 3-10）[2]．健診の場で，もし皮疹が続くという児を診たら，①通院できる距離にかかりつけ医をもつ，②指示通りに外用する，③こまめに通院して皮膚の状態を診察してもらう，という点をご説明いただきたい．数週間しても改善のない例は，早くほかの皮膚科専門医に相談する．いつまでも皮疹が遷延している事態を避けることが重要である．

母斑の対応

1 血管腫

ⅰ）乳児血管腫

　重要臓器や感覚器官に影響を及ぼす，あるいは整容面で醜状を残す恐れがある病変に対しては，早急にプロプラノロールやステロイドの全身投与を行う（図 3-11）．当院では，形成外科が小児科と連携し診療を行っている．眼囲の病変では，治療の緊急性について眼科医の指示を仰ぐ．それ以外の多くの場合，とくに小さな局面型ではレーザー治療も不要であり，今後予測される経過を適宜助言していく active non-

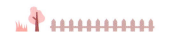

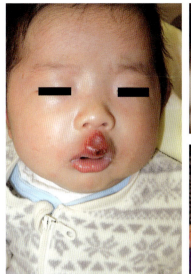
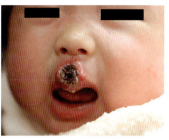
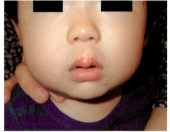

図 3-11　乳児血管腫
口囲のいわゆる「髭の生える部位」と呼ばれるところは潰瘍化をきたしやすく，早期から内服療法を考慮する．（左，日齢 54）近医で経過観察されていた時．（右上，日齢 77）当科初診時．この後，形成外科にてプロプラノロール内服療法を開始された．（右下，1 歳）現在の所見．まだプロプラノロール内服中である．

interventionで対応は可能である[3)]．

ii）単純性血管腫

　病態は毛細血管の奇形で，どの部位にも出現する．整容的治療を希望する例にはレーザー治療を行うが，色素レーザー照射で完全に病変が消失するのは 2 ～ 3 割程度にとどまるとの意見もある[4)]．

　前額や顔面の正中部に認められるサモンパッチは消褪傾向があるとされるが，1 ～ 2 歳の時点ではまだ残存している例もある．とくに人中の病変については，濃さにもよるがほかの部位ほど消褪が進まない事例も経験する．上眼瞼の病変は，ほとんどが自然消失するため，レーザー治療を行うことはまずない[4)]．

2　その他の母斑

i）蒙古斑

　背部や殿部に認める青灰色～淡青色斑を通常型蒙古斑，それ以外の部位に認める場合を異所性蒙古斑と呼ぶ．多くが学童期には消失していくとされているが，保護者から入園前までに消したいなどの明確な要望がある際には，レーザー治療を受けている児もいる．

ii）扁平母斑

　母斑細胞がみられない褐色斑で，生下時あるいはその後にも出現する（図 3-12）．

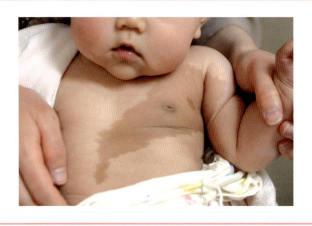

図 3-12 扁平母斑
大きさや形状はさまざまである．写真のように淡褐色斑のなかに少しだけ濃い褐色斑を認める病型もある．

成長に応じた拡大以外に，加齢に伴う変化はみられない．レーザー治療後も再発する例は多い．
　神経線維腫症で認められるカフェオレ斑では次々と増数し，さらに幼児期以降では腋窩や鼠径部に雀卵斑様色素斑が出現する．

iii) 母斑細胞母斑
　先天性の場合は後天性と異なり，生下時から大きさが数cmという病変もある．巨大なもの，あるいは整容的な問題が生じると予測される例では，キュレッテージやその他の外科的治療，レーザー治療，自家培養表皮の適用などについて，早い時期に形成外科医へ相談することが望ましい．

おわりに
　皮膚の症状は児によってさまざまで，その対応も個々の場合に応じて異なる．保護者の不安が強い場合も含め，必要と思われる際は関連する専門医にご紹介いただきたい．

参考文献

1) 定平知江子：自然に消える皮膚の異常，周産期医学，47 (9)，1205-1210, 2017.
2) Krejci-Manwaring J, Tusa MG, Carroll C, et al：Stealth monitoring of adherence to topical medication：adherence is very poor in children with atopic dermatitis. J Am Acad Dermatol, 56 (2)：211-216, 2007.
3) 定平知江子：Ⅷ．境界領域疾患　30．血管腫．小児疾患診療のための病態生理 3，改訂第 5 版，小児内科第 48 巻増刊号，1165-1172, 2016.
4) 岩崎泰政：単純性血管腫に対する色素レーザー治療と問題点，日レ医誌，36 (4)：503-508, 2015.

（定平知江子）

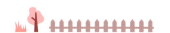

皮膚科的疾患がある子ども

乳幼児健診と貧血②

　貧血の存在は健康問題であり，原因によっては対応が適切でなければ精神身体発達上にも大きな問題が発生する可能性がある．乳幼児期に診断されやすい貧血は，鉄欠乏性貧血であるが，サラセミア，鎌状赤血球症（日本では少ない）などのヘモグロビン異常症，グルコース-6-リン酸脱水素酵素（G6PD）欠乏症，ピルビン酸キナーゼ欠乏症などの赤血球酵素異常，遺伝性球状赤血球症などの赤血球の膜異常は先天的であるので乳幼児期には発症しており鑑別対象疾患である．タイではG6PD欠乏症は頻度が高く，出生時にスクリーニング検査が行われている．近年，両親の双方または片方が外国人の家族が増加してきている．筆者のクリニックでも数年前にチェックしてみたら24ヵ国にわたっていた．外国に多いとされている疾患をまれだからと除外してかかると誤診に至ることになるので注意が必要である．チアノーゼを伴う心疾患，低酸素血症を伴う呼吸器疾患を有する子どもでは多血症になる．そのことで末梢の酸素供給が保たれているため，多血症の子どもが血液検査で正常値になることは相対的に貧血状態になっていることもあるので，子どもの基礎疾患の内容によっても判断が異なる．鉄剤投与が長期に行われていたが改善しない貧血がサラセミア，新生児期に光線療法を受けていたのが球状赤血球症，精神運動発達遅滞と診断されたが貧血が高度であったためのみかけの遅滞であったなどの事例を経験したことがある．

　それぞれの事例で共通であるのは担当した医師が貧血に気づいていないか，気づいてもその原因を鑑別しようとしなかったことである．健診前に貧血と診断されている例でも，それにとらわれないで自分でも判断することが必要である．まず，貧血と診断できる能力を上げること，貧血と判明したらその原因を鑑別することが診療の場でも健診の場でも大事である．その流れを乳幼児健診にプログラミングしておくことで健診から精査につなげることが確実になると考える．

（原 朋邦）

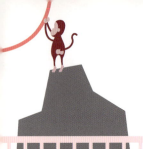
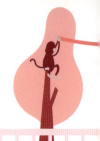

股関節脱臼や四肢に異常がある子ども

はじめに

　1970年代の乳幼児健診でのスクリーニングシステムの確立や啓発活動によって，乳幼児股関節脱臼の症例数は劇的に減少した．現在では発生率は0.1～0.3％と推定されている．しかし一方で，実際の症例に遭遇する機会が減少したことにより，健診医，二次検診施設の整形外科医までもが診察の精度にばらつきがみられるようになった．なかには診断が遅れ，歩行開始後に診断される脱臼例も散見されるという現状がある．股関節脱臼を見逃さない健診体制の再構築が望まれている[1]．

発育性股関節形成不全

　かつて股関節脱臼は生まれつき脱臼しているものと認識されており，先天性股関節脱臼と呼称されていた．しかしその後の研究から，生後に股関節の発育に悪い育児法を行うことでも生じ得ることがわかり，現在日本整形外科学会では発育性股関節形成不全（developmental dysplasia of the hip：DDH）（脱臼）と呼称されている．また単にDDHと呼ぶ場合には亜脱臼や臼蓋形成不全も含む疾患名となる．近年小児整形外科領域ではDDHそのものを包括的に治療対象としている．

股関節脱臼を疑ったとき

1 DDH健診の実際

　3～4か月児健診では全国的に股関節脱臼のスクリーニングが行われている．この月齢では下肢の関節運動は寝かせ方，抱っこの仕方，衣服の着方に大きく影響を受けるため，股関節の発育に悪い育児法で発生したDDHを早期発見し治療につなげる重要な役目がある．

　問診では向き癖，女児，骨盤位分娩（帝王切開も含む），股関節疾患の家族歴，冬生まれなどのリスクファクターを抽出する．診察では以下の診察項目がないかに注意する（図3-13）．

ⅰ）開排制限

　仰臥位で股関節を屈曲90度にして外転できる角度を開排角度と呼び，通常70～

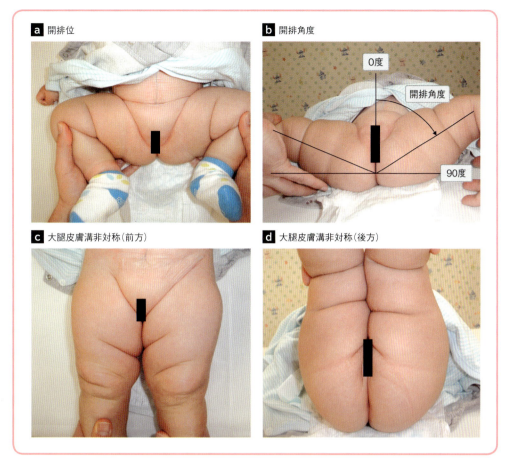

図 3-13 開排，皮膚溝非対称

80度が正常で，70度未満は開排制限があるとする（図 3-13a，b）．下肢に力が入ると正確な評価ができないため，膝を自由に屈伸させながら力が抜けた状態をつくり評価するとよい．月齢が若ければ正常でも開排しにくいことがあるが，両側の開排制限を認める両側DDH（脱臼）も存在するため，開排制限を認めた場合には二次検診施設への紹介をお勧めする．

ⅱ）大腿皮膚溝非対称

　仰臥位で両下肢をそろえて伸展させ，大腿内側に生じたしわの高さ，本数の差を評価する．骨盤の傾きも大いに影響するため，必ず体幹・骨盤を正確な仰臥位として骨盤の正中を意識して両下肢をそろえる必要がある．検者間差が大きい項目であるが，目安として大腿部のより中枢側のしわの違いを重視し，末梢側の姿勢によっては消える浅いしわの差については重視しない．股関節を屈曲して後方からも観察されるしわの差であるかどうかも参考になるため，判断に迷う場合には後方からも同様に観察して判定する（図 3-13c，d）．

Ⅲ　こんなケースに出会ったら

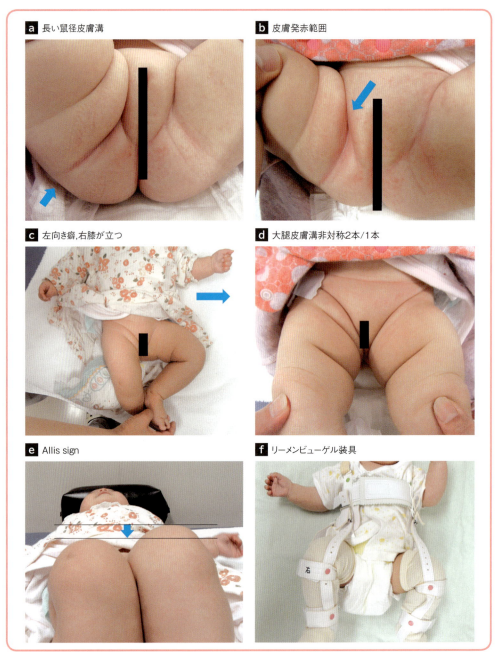

図 3-14 左向き癖，右DDH（脱臼）例

ⅲ）鼠径皮膚溝非対称

　鼠径部の皮膚溝は開排時に深さ，長さを観察する．一方が深く長い場合には，同側の開排制限も伴っている可能性がある．肛門まで伸びる深いしわは脱臼を強く疑う所見である．開排した際のしわの発赤範囲も参考となることがある（**図 3-14a，b**）．

108

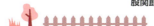

表 3-5　乳児股関節健診の推奨項目と二次検診への紹介

【股関節診断の推奨項目】
① 股関節開排制限（開排角度）
② 大腿皮膚溝または鼠径皮膚溝の非対称
③ 家族歴：血縁者の股関節疾患
④ 女　児
⑤ 骨盤位分娩（帝王切開時の肢位を含む）

【二次検診への紹介について】
・股関節開排制限が陽性
・②③④⑤のうち2つ以上該当
・健診医の判断や保護者の精査希望も配慮

iv）Allis sign

膝立てをしたときに左右で高さの違いがあればAllis sign陽性である．大腿皮膚溝の診察時と同様に，必ず正確な仰臥位とし，骨盤の真下に両下肢をそろえることが必要である（図 3-14e）．

v）Click sign

Click signとは股関節を屈曲位として内転，外転させた際に股関節が脱臼したり整復されたりするため生じる弾発現象のことである．その誘発テストは未成熟な股関節軟骨にとっては侵襲的な手技となるため，積極的には行わなくなってきている．開排手技で偶発的に発見し，再現性がある場合には陽性としてもよい．

vi）向き癖

向き癖がある場合には向いている反対側の股関節の開排が制限され，下肢の運動も左右差を認めることが多い．後頭部の斜頭の有無も大いに参考になる．また，向いている反対側の筋性斜頸が合併し頸部に回旋制限を伴う場合には，放置すると股関節発育にも悪影響が及ぶため，より入念に向き癖対策を講じる必要がある．図 3-14c，d に左向き癖による右DDH（脱臼）例を示す．

以上の問診，診察所見を参考にして二次検診への紹介の必要性を判断する．各自治体で推奨項目や紹介基準が定められているが，日本小児整形外科学会は表 3-5 のごとく推奨項目を定めている．また紹介基準に満たなくとも，診察上気になる所見があったり，母親の心配が強かったりする場合にも紹介を検討すべきである．

❷ 二次検診とその後

問診，診察を踏まえ，画像診断を加える．X線が広く施行されているが，近年では超音波検査も普及してきている．超音波の利点としては，被曝がないこと，軟骨の描出に優れていることなどがあげられ，側臥位で股関節を側方から観察するGraf法により，脱臼の有無のみならず，その程度や臼蓋形成不全の程度も詳細に評価すること

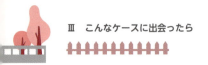

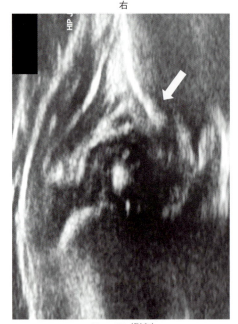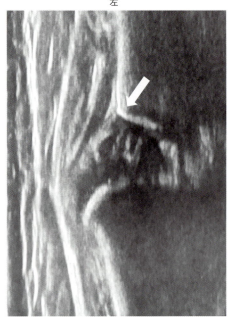

Type Ⅲb（脱臼）
⇨骨性臼蓋嘴が丸く骨頭の求心性不良．

Type Ⅰ（正常）
⇨骨性臼蓋嘴が角状で骨頭の求心性良好．

図 3-15　Graf法

が可能となっている（図 3-15）[2]．

　診断結果がDDH（脱臼）であった場合には可及的早期に治療介入が望まれる．生後3か月未満で指摘された場合には，開排を促す育児指導または緩い開排装具によって治療を開始する．生後3か月以降で足の動きが活発な児であれば，リーメンビューゲル（RB）装具の適応である（図 3-14f）．整復率はおよそ8～9割であり，非整復例には牽引療法や手術療法の選択肢があり，歩行開始までには整復されていることを目指す．また脱臼はなくとも，DDH（臼蓋形成不全）を認めた場合には育児指導を行いながら外来で股関節の発達を見守ることとなる．年長児になっても発育が不十分と思われる場合には，将来の変形性股関節症への進行を予防する目的で，骨盤骨切り手術で臼蓋の被覆を改善することも視野に入る．DDHは認めず異常なしであっても，開排を促す育児指導は必ず行うこととしている．筆者は開排制限を認めた場合には制限がなくなるまで経過観察を行っている．検査でも異常を認めない皮膚溝非対称のみの場合は開排を促す育児に心がけてさえいれば問題ないと説明している（図 3-16）．

３　股関節によい育児法とは

　股関節の正常な発育を促すには，股関節の開排と自由な下肢の運動を妨げないことが重要とされている．しかし，いまだにおくるみで足の運動を妨げたり，スリングな

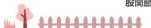

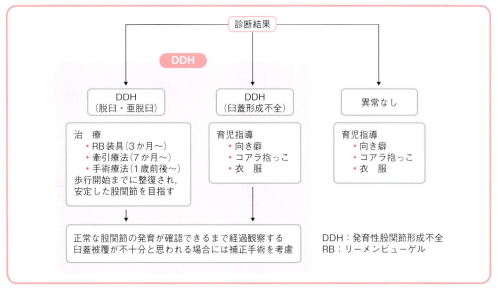

図 3-16 股関節二次検診後のフローチャート

どで足を伸ばした状態で横抱きにしたりといった育児法を目にすることがあり，それが股関節の発育に悪影響を及ぼすということを認識していない保護者も多い．診察の精度向上に合わせて股関節によい育児法について啓発していくことがきわめて重要である．日本整形外科学会が推奨する項目は大きく，①向き癖対策，②コアラ抱っこ，③足の動きを妨げない衣服に分けられる．①向き癖があると反対側の股関節の開排が不足するため，母親の寝る位置を左右均等にするなどの工夫が必要である．斜頸や斜頭がすでに認められる児については，向いている側の体がやや高くなるように三角枕やタオルを重ねたものなどで支える．頭部にはドーナツ枕の使用も勧める．②抱っこは必ず足を開いた縦抱きとし，お尻がすっぽり収まり，膝が曲がったM字姿勢を再現できる抱っこ紐を使用する．脱臼予防の観点からは，頸定前から使用していることが望ましく，工夫を指導する．③衣服やおむつが開排の制限となっていることも意外と多く，足の自由な動きが妨げられる窮屈な衣服は避けるよう指導する．筆者は診察時に衣服のチェックも行っており，児が成長しすでに窮屈となっている場合には新調することを促し，応急処置として股のボタンを一部外すことを提案している．また，おむつは大きめを選択するよう指導している．

下肢の異常

歩行開始後の下肢異常についても健診の際に訴えられることがある．この時期は外観，歩容とも大きく変化する．またその個人差も大きいため，一定期間経過観察を行った後に治療介入の判断をする必要がある．明確な基準があるわけではないが，変

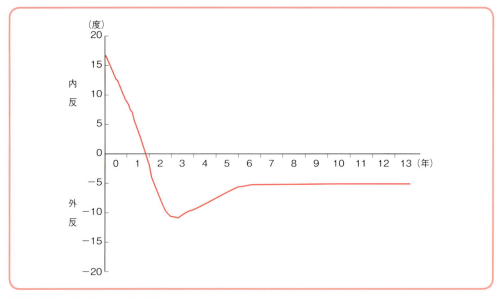

図 3-17　下肢軸の経時的推移　　　　　　　　　　　　　　　　　　　　（文献 3）より作成）

形が高度の場合，明らかな左右差がある場合，何らかの疼痛を訴える場合などは二次検診施設への紹介をお勧めする．

❶ 内反膝（O脚）・外反膝（X脚）を疑ったとき

　歩行開始時の膝はみな内反しており，3歳前後まで急速に外反に向かう．その後緩やかに外反が減じ成人のアライメントを獲得する[3]．高度の内反膝，外反膝となっていても痛みを訴えることはほとんどない．O脚はほとんどが自然に改善するが，3歳児健診においてまだO脚が目立つ場合や2歳頃でも足首をそろえて両膝間が5横指以上ある場合には，Blount病やくる病，骨系統疾患などの原因疾患の検索を行う必要がある．これらの鑑別を行うとともに下肢アライメントの経過観察を行い，慎重に治療介入を判断する．外反膝は成長とともに緩やかに改善が見込まれ，転倒しやすいなど機能的に問題がある児のみが対象となる（図 3-17）[3]．

❷ うちわ歩行を疑ったとき

　足先が内側を向いて歩行する様子を指す．股関節に由来するもの（大腿骨頸部過前捻），下腿のねじれに由来するもの（下腿内捻），足部変形に由来するもの（内反足，内転足）などさまざまである．股関節由来の場合は「とんび座り」の癖を修正するよう指導する．下腿内捻は成長とともに目立たなくなることが多い．足部変形に由来する場合，アキレス腱が柔らかく徒手的に容易に矯正可能であれば経過観察でよいが，徒手矯正不能の場合は治療介入の必要がある（図 3-18）．

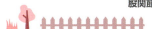

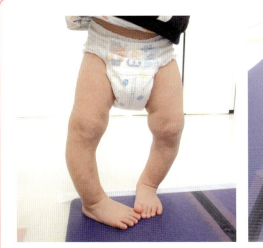
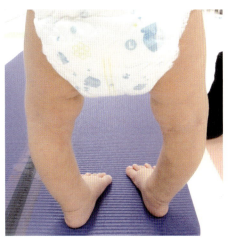

図 3-18　内反膝・うちわ歩行例
1歳1か月児の下腿内弯・内捻による内反膝・うちわ歩行．3歳半までは経過観察し，O脚が残るようなら手術を検討する．

❸ 扁平足を疑ったとき

　歩行開始時は足が柔らかく，足をつくと扁平足になるいわゆるflexible flatfootの状態である．扁平足のみであれば問題はないが，立位で後方からみて踵骨が過度に外反し，後方から足趾が3本以上確認できる(too many toes sign)場合には外反扁平足の状態であり，足底板や靴装具などによる治療が必要である．

おわりに

　乳幼児健診は児が初めて整形外科を受診するきっかけをつくることができる重要な機会である．とくにDDH（脱臼）に関しては歩行開始前に早期発見，治療に導く必要があり，異常を見逃さないよう慎重に診察を行っていただきたい．脱臼がなくともDDH（臼蓋形成不全）を指摘され，将来の変形性関節症を予防するためにその後の発育を見守ることとなる児も多く，迷うようであれば二次検診施設へご紹介いただくことをお勧めする．また，股関節の良好な発育を促す育児法については，一次健診施設でも保護者に周知していただけるとより多くの児の股関節を守ることにつながると考える．日本小児整形外科学会のホームページでは股関節健診についての公開資料が掲載されており，ぜひ参考にしていただきたい[4]．

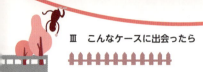

Ⅲ　こんなケースに出会ったら

参考文献

1) 朝貝芳美：先天性股関節脱臼の発生予防と乳児股関節健診の再構築. 小児保健研究, 73 (2)：161-164, 2014.
2) Graf R: The diagnosis of congenital hip-joint dislocation by the ultrasonic combound treatment. Arch Orthop Trauma Surg, 97 (2)：117-133, 1980.
3) Salenius P, Vankka E：The development of the tibiofemoral angle in children. J Bone Joint Surg Am, 57 (2)：259-261, 1975.
4) 日本小児整形外科学会：ホームページ公開資料
　http://www.jpoa.org

〈林田洋一〉

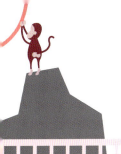
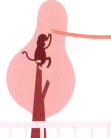

眼科的疾患がある子ども

乳幼児の視力，視機能の発達

　視力の発達は，検査方法や研究者により多少異なるが，生後1か月で0.03, 3か月で0.1, 6か月で0.2, 12か月で0.3～0.4, 3歳でほぼ1.0となると報告されている[1]．また，視機能は，生後の眼球や視路（視神経～後頭葉視覚野）の成長とともに発達する．すなわち，視機能は完成して生まれてくるのではなく，外界から眼球に入ってくる映像である視刺激を受けて発達する．さらに，外界から網膜に投影される映像は，「ぼんやりしたもの」ではなく，「鮮明な像」が網膜の黄斑部中心窩に投影されるということが重要である．つまり，先天的に器質的な異常がない眼球や視路をもって生まれても，生後に適切な視刺激を受けることができなかった場合には，視機能の発達は不十分となる．したがって，屈折異常のある児には適切な眼鏡を処方し，鮮明な映像が黄斑部中心窩に投影されるように治療する必要がある．

乳幼児の視力検査

　視力検査は，年齢や発達に応じて検査の方法が異なる．乳幼児期では，成人のような自覚的な検査は不可能であるため，他覚的検査が中心となる．また，年少児であるほど，左右眼の視力差を検出することが重要となる．乳児期より可能な検査として，縞視標を用いて検査を行うpreferential looking (PL) 法，もしくはTeller acuity cards® (TAC) がある．これらは，乳児が無地よりも縞模様を好むという選好注視特性を利用した方法である（図3-19）．なかには，縞視標に興味を示さない児もいるので，左右眼の視力差がないか他覚的に観察する「嫌悪反射」も確認する．児の片眼を覆い隠したときと他眼を隠したときの反応や態度に違いがあれば，視力の左右差がある可能性がある．2歳前後になると，顔のパーツである目や鼻が理解できるようになるため，ぬいぐるみなどの目や鼻を指さしできるようであれば，点視標（森実式ドットカード）で検査が可能となる（図3-20）．次に，犬や鳥など動物の名称が理解できるようになったら，絵視標を用いて視力検査を行う（図3-21）．3歳前後で成人と同じランドルト環による視力検査が可能となる．ランドルト環の切れ目の方向について，指さしや口頭での応答が難しい場合は，ランドルト環と同型のプラスチックをハンドルのようにもって検査を行う"ハンドル合わせ法"で行う（図3-22）．また，年少

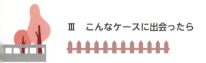

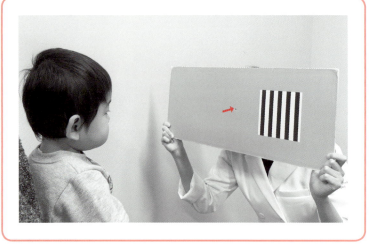

図 3-19　Teller acuity cards® (TAC) による視力検査
児の前に，無地と縞視標が描かれたボードを呈示し，児の視線が縞視標を捉えたか否かを検査員がボードの中央の穴（図内→）から他覚的に判定する．

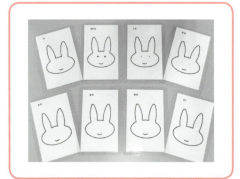

図 3-20　森実式ドットカード
うさぎの目が描かれている視標と描かれてない視標を児の前に呈示し，目がある視標を選ばせる．目があると答えたら，目を指さしさせる．

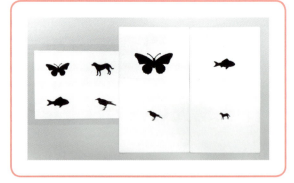

図 3-21　幼児用単独絵視標
口頭，または同じ動物が描かれているプレートを指さしして答える．

　児は，中枢が未発達であるために成人と同様にランドルト環がたくさん並んでいる字づまり視力表で検査を行うと，読み分け困難（混み合い現象）という幼小児の視力特性が生じる．これは，字づまり視力表のように，測定したい視標の周囲にたくさんのランドルト環があることで，1 つの視標に集中できず，字ひとつ視力よりも字づまり視力のほうが，視力が低下してしまう現象である．そのため，3～5 歳ではランドルト環字ひとつ視標での視力検査が適している．3～4 歳児の月齢ごとの平均視力は，3 歳 0 か月で 0.55，3 歳 6 か月で 0.82，4 歳 0 か月で 0.88 との報告があり（**表 3-6**）[2]，ランドルト環字ひとつ視標を用いた視力検査可能率を，3 歳 0 か月で 73.3％，3 歳 6 か月でほぼ 95.0％と報告している[2]．

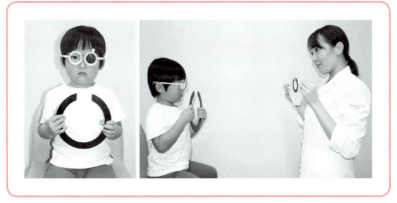

図 3-22　ランドルト環字ひとつ視力検査，ハンドル合わせ法
ランドルト環と同型のプラスチックをハンドルのように回し答える．

表 3-6　3〜4 歳児の月齢ごとの平均視力

年　齢	平均視力	年　齢	平均視力
3 歳 0 か月	0.55	4 歳 0 か月	0.88
3 歳 3 か月	0.79	4 歳 3 か月	0.89
3 歳 6 か月	0.82	4 歳 6 か月	0.97
3 歳 9 か月	0.86	4 歳 9 か月	1.08

（文献 2）より改変）

乳幼児健診の対象月齢と年齢

　乳幼児健診は各市町村が主体となり，3〜4 か月児健診や 9〜10 か月児健診などの実施率が高い乳児健診や 1 歳 6 か月児健診，3 歳児健診，5 歳児健診などが行われている[3]．このなかで，1 歳 6 か月児健診と 3 歳児健診は母子保健法により市町村の実施義務の対象となっている．

　1 歳 6 か月児健診は一次健診で一般健診と歯科健診を行い，その結果から，より精密な健康診査を行う必要があると認められた場合，個別で精密健診を受ける．

　一般健診のなかに眼科項目の特記はないが，保護者への目に関するアンケートや問診で目つき（斜視）や目の動きがおかしい（眼球運動異常）と気になることはないか確認を行い，眼疾患の早期発見に努めている．一般健診で眼疾患や眼異常が疑われる児は，精密健診として公費で眼科を受診することができる．

Ⅲ　こんなケースに出会ったら

3歳児健診における視覚検査の歴史

　3歳児健診での視覚検査は，1990年度から全国的に導入された．はじめは，都道府県が実施母体であったが，1997年から市町村へと移譲された．眼が揺れる（眼振）や瞳孔が白い（白色瞳孔），瞼が垂れている（眼瞼下垂），視線が合わない（斜視），頭を傾けている（頭位異常）など，外見から発見できる眼疾患は，3歳児健診以前に乳児健診や1歳6か月健診，保護者や小児科医受診時などに発見され，すでに治療が開始されていることが少なくない．3歳児健診に視覚検査が導入された目的は，主に弱視の早期発見・早期治療である．

3歳児健診における視覚検査の流れ

　3歳児健診の視覚検査は3段階からなり，一次検査は家庭，二次検査は保健センター，精密健診は眼科受託医療機関で行う（図3-23）[4,5]．
　一次検査では，各家庭に自治体の保健センターから送付される視覚検査セットを用いて保護者が視力検査を行い，アンケートの回答をする．視力検査の視標は，練習用の大きいものと検査用の小さいものがある．練習用で検査方法を理解させ，その後，検査用の小さいもので，まずは両眼，次に片眼の順で検査を行う．検査距離2.5mを守ることや，片眼での視力検査の際には非検査眼から視標がみえないように，しっかりと非検査眼を覆い隠すことが重要である．児の手で遮閉をすると，指の隙間から覗

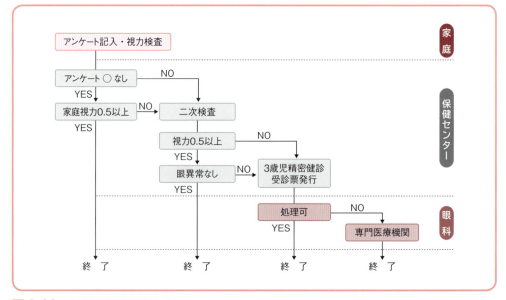

図 3-23　3歳児眼科健診の流れ　　　　　　　　　　　　　　　　　　　　　　　（文献5）より改変）

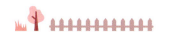

いてみえてしまう可能性があり，信頼性のある結果が得られないことがある．一次検査で，視力不良および検査不可能な児，アンケートで眼疾患や眼異常が疑われる児については，保健センターで二次検査を実施する．二次検査で裸眼視力が0.5未満，眼位や目の動きに異常のある児，その他眼疾患や眼異常が疑われる児は，眼科での精密健診となる．

精密健診へのアプローチ

では，二次検査で視力検査が測定不能であった児の対応はどのようにするべきか．家庭と保健センターでの一次，二次検査で視力検査が行えなかった児のなかには，屈折異常を有しており，視力が悪いために検査ができない場合もある．実際に精密健診を受けた児で，屈折検査や前眼部検査，眼底検査の他覚的検査の可能率は80%以上であると報告されている[5]．自覚的検査である視力検査ができなくても，他覚的検査にて異常を発見できる可能性はとても高い．したがって，二次検査で視力検査ができなかった場合，保健センターで再検査を何度も繰り返すのではなく，早期発見・早期治療のためにも，精密健診への紹介が望まれる．

参考文献
1) 粟屋 忍：乳幼児の視力発達と弱視. 眼科臨床医報, 79：1821-1826, 1985.
2) 神田孝子, 山口直子, 川瀬芳克：保育園における3, 4歳児の視力検査　眼科臨床医報, 87 (2)：288-295, 1993.
3) 平成26年度厚生労働科学研究費補助金(成育疾患克服等次世代育成基盤研究事業)乳幼児健康診査の実施と評価ならびに多職種連携による母子保健指導のあり方に関する研究班：標準的な乳幼児期の健康審査と保健指導に関する手引き〜「健やか親子21 (第二次)」の達成に向けて〜：2015.
4) 丸尾敏夫, 神田孝子, 久保田伸枝, 他：三歳児健康診査の視覚検査ガイドライン. 眼科臨床医報, 87(2)：303-307, 1993.
5) 野山規子, 及川幹代, 瀧畑能子, 他：滋賀県三歳児健康診査視力スクリーニングにおける測定不能児への対処. 日視会誌, 27：169-173, 1999.

（笹野光矢，杉山能子）

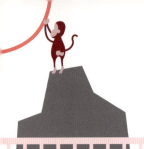
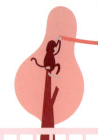

耳鼻咽喉科的疾患がある子ども

はじめに

　子どものもつ耳鼻咽喉科的疾患や症候は比較的限られており，ポイントを押さえることで受診率の高い乳幼児健診は疾患の早期発見にきわめて有益となる．
　表 3-7 に乳幼児健診で押さえておく必要がある疾患や症候をあげる．

耳

　乳幼児健診の耳鼻咽喉科的疾患のなかで最も重要といっても過言ではないのが難聴の早期発見である．先天性難聴は発見が遅れると言葉の発達に影響するため早期発見がきわめて重要となる．新生児期が望ましいのはいうまでもないが，言葉の発達の点からは 1 歳までには発見し療育を開始しなければ遅くなる[1]．現在難聴の早期発見のための新生児聴覚スクリーニング検査が全新生児の約 75％で行われている．しかし遅発性難聴や後天性難聴の問題もあるため，乳幼児健診がきわめて重要となる．具体的な時期については 10〜12 か月児健診が重要である．音の方向に振り向くなどの条件詮索反応が安定しないため，3〜4 か月児健診で難聴を発見するのは困難であり，1 歳 6 か月児健診では言葉の問題を考慮すると遅くなる．生後 10 か月の時期は条件詮索反応もよく，発見時期としてぎりぎりである．紙もみで反応をみる検査方法が行われているが一定しないことも多い．
　図 3-24 に 10〜12 か月児健診時での聴力の検査の実際を示す．方法は被検児の耳元やや後ろ約 10cm のところで音響再生器を，提示音 3kHz が含まれる複合音，提示レベル 40dBHL 相当の刺激音で実施する．その際，音源は被検児の視界に入らないようにする．検査は左右 2 回ずつ行い，振り向けばパスとする．左右振り向き

表 3-7　乳幼児健診のポイント

- 耳瘻孔などの先天奇形はないか
- 難聴の早期発見
- 遷延化した中耳炎が放置されていないか
- 鼻呼吸がきちんとできているか
- いびき・睡眠時無呼吸など吸気性呼吸障害はないか
- 構音障害・吃音など，言葉の問題はないか
- 転びやすいなど平衡障害や回転性めまいはないか

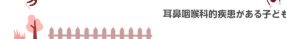

耳鼻咽喉科的疾患がある子ども

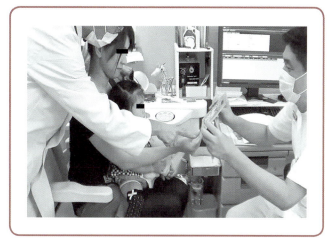

図 3-24　10〜12 か月児健診での聴力検査の実際
- 機器は耳元 10 cm 以内の位置.
- 機器は視覚野からはみえないように.
- 検者は絵などを使い気をそらす.

が 1 度もなければ要再検査とし，精密検査機関に紹介する．検査場所は静かな場所が好ましいが防音室など特別な設備はいらない．実際の 10〜12 か月児健診時に検査を実施したところ左右 2 回ともパスが 997 例 88.3％であった．左右いずれかが 2 回とも要再検査が 61 例 5.4％，左右 2 回とも要再検査が 19 例 1.7％であった．検査不可による判定不能が 52 例 4.6％であった．

　表 3-8 に田中，進藤による乳児期までの聴覚言語発達リスト[2] を示す．この表を乳幼児健診の際は手元に置き，各月齢での行動や反応をチェックする．

　遷延化した滲出性中耳炎の発見は乳幼児健診では困難である．拡大耳鏡があっても耳垢塞栓があると鼓膜がみえにくいことと，中耳炎の罹患歴によっては鼓膜が肥厚していたり鼓膜硬化があり，滲出性中耳炎と誤ってしまうからである．

 鼻

　乳幼児期の鼻呼吸はきわめて重要である．とくに新生児期から乳児期は舌背の位置が挙上しているため口呼吸が困難である[3]．慢性的な口呼吸の乳幼児は口輪筋の発育が悪くなるため顔貌の変化をきたす．多くは鼻閉が原因になるため鼻呼吸の観察が必須である．片側の鼻を押さえ反対側の鼻孔付近に人差し指をあて通気を観察する．図 3-25 に慢性的な鼻閉が引き起こす病態と疾患を示す．

Ⅲ　こんなケースに出会ったら

表3-8　田中式聴覚発達質問用紙〈乳児の聴覚発達　チェック項目〉

月　齢	番号	項　目
0か月児	1	突然の音にビクッとする（モロー反射）
	2	突然の音に眼瞼がギュッと閉じる（眼瞼反射）
	3	眠っているときに突然大きな音がすると眼瞼が開く（覚醒反射）
1か月児	4	突然の音にビクッとして手足を伸ばす
	5	眠っていて突然の音に眼を覚ますか，または泣き出す
	6	眼が開いているときに急に大きな音がすると眼瞼が閉じる
	7	泣いているとき，または動いているとき声をかけると，泣き止むかまたは動作を止める
	8	近くで声をかける（またはガラガラを鳴らす）とゆっくり顔を向けることがある
2か月児	9	眠っていて，急に鋭い音がすると，ビクッと手足を動かしたりまばたきする
	10	眠っていて，子どものさわぐ声や，くしゃみ，時計の音，掃除機などの音に眼を覚ます
	11	話しかけると，アーとかウーと声を出して喜ぶ（またはニコニコする）
3か月児	12	眠っていて突然音がすると眼瞼をビクッとさせたり，指を動かすが，全身がビクッとなることはほとんどない
	13	ラジオの音，テレビのスイッチの音，コマーシャルなどに顔（または眼）を向けることがある
	14	怒った声や，やさしい声，歌，音楽などに不安そうな表情をしたり，喜んだり，または嫌がったりする
4か月児	15	日常のいろいろな音（玩具，テレビの音，楽器音，戸の開閉など）に関心を示す（振り向く）
	16	名を呼ぶと，ゆっくりではあるが顔を向ける
	17	人の声（とくに聞きなれた母親の声）に振り向く
	18	不意の音や聞きなれない音，珍しい音に，はっきり顔を向ける
5か月児	19	耳もとに目覚まし時計を近づけると，コチコチいう音に振り向く
	20	父母や人の声，録音された自分の声など，よく聞き分ける
	21	突然の大きな音や声に，びっくりしてしがみついたり，泣き出したりする
6か月児	22	話しかけたり，歌をうたってやるとじっと顔をみている
	23	声をかけると意図的にサッと振り向く
	24	テレビやラジオの音に敏感に振り向く
7か月児	25	となりの部屋の物音や，外の動物の鳴き声などに振り向く
	26	話しかけたり，歌をうたってやると，じっと口もとをみつめ，ときに声を出して答える
	27	テレビのコマーシャルや，番組のテーマ音楽の変り目にパッと向く
	28	叱った声（メッ！コラッ！など）や，近くで鳴る突然の音に驚く（または泣き出す）
8か月児	29	動物の鳴き声をまねるとキャッキャッといって喜ぶ
	30	気嫌よく声を出しているとき，まねてやると，またそれをまねて声を出す
	31	ダメッ！コラッ！などというと，手を引っ込めたり，泣き出したりする
	32	耳もとに小さな音（時計のコチコチ音など）を近づけると振り向く

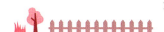

月齢	番号	項目
9か月児	33	外のいろいろな音（車の音，雨の音，飛行機の音など）に関心を示す（音のほうにはっていく，またはみまわす）
	34	「オイデ」，「バイバイ」などの人の言葉（身振りを入れずに言葉だけで命じて）に応じて行動する
	35	となりの部屋で物音をたてたり，遠くから名を呼ぶとはってくる
	36	音楽や，歌をうたってやると，手足を動かして喜ぶ
	37	ちょっとした物音や，ちょっとでも変った音がするとハッと向く
10か月児	38	「ママ」，「マンマ」または「ネンネ」など，人の言葉をまねていう
11か月児	39	気づかれぬようにして，そっと近づいて，ささやき声で名前を呼ぶと振り向く
	40	音楽のリズムにあわせて身体を動かす
	41	「……チョウダイ」というと，そのものを手渡す
	42	「……ドコ？」と聞くと，そちらをみる
12〜15か月児	43	となりの部屋で物音がすると，不思議がって，耳を傾けたりあるいは合図して教える
	44	簡単な言葉によるいいつけや，要求に応じて行動する
	45	目，耳，口，その他の身体部位をたずねると，指さす

（文献2）より改変）

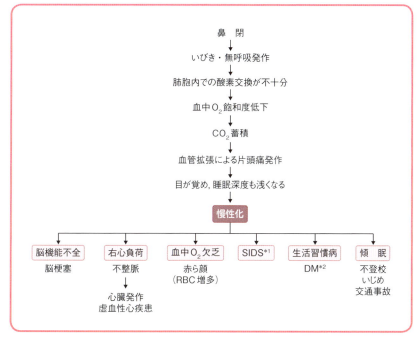

図 3-25 鼻閉がもたらす疾患と病態

＊1：SIDS＝乳幼児突然死症候群．＊2：DM＝糖尿病．

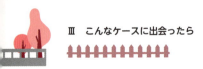

の ど

いびきや睡眠時無呼吸の有無が後の発達に関与することは少なくない．**図 3-26**[4]に上気道断面におけるいびきや無呼吸の原因疾患を示す[4]．乳幼児健診の際，視診ですべての疾患を診断することは難しいが，小児用の内視鏡があれば瞬時に診断が可能である．**表 3-9**に問診での要点を示す．

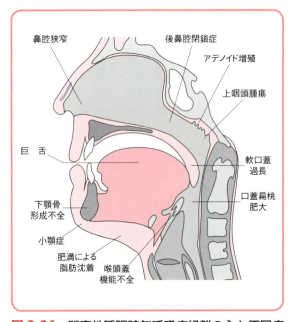

図 3-26 閉塞性睡眠時無呼吸症候群の主な原因疾患の発症部位　　　（文献 4）より）

表 3-9 睡眠時無呼吸症発見のための問診

- ほとんど毎晩いびきをかき睡眠中に呼吸が止まる
- しばしば早朝頭痛を訴える
- 食事時間が長く飲み込みづらいことが多い
- 日中眠気が強く傾眠がある
- 身長の伸びが遅い
- 高度肥満
- 顎が小さい
- いつも口呼吸で慢性的に鼻閉がある
- 漏斗胸など二次的な胸郭変形がある
- 集中力や活動性低下が顕著

3つ以上あてはまれば睡眠時無呼吸症候群の可能性が高い

その他

言葉の問題は健診の時期でも異なるが簡単な問診で可能である．**表 3-10**に構音障害の分類[5]を示した．

3歳児健診では転びやすいかなどの問診も重要となる．内耳奇形や小児に特有の頭痛や頭痛の家族歴に関与した脳底型片頭痛の初期による回転性めまい，小児発作性めまいなどの発症時期となるからである．この疾患概念がないと，パニック様の発作をてんかんなどと誤ってしまうことになり，無用な検査を行うことにもなる．

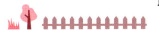

表 3-10　小児の音声言語障害の訓練症例数

発声レベル	5
小児声帯結節	4
心因性発声障害	1
構音レベル	61
機能性構音障害	57
鼻咽腔閉鎖不全＋粘膜下口蓋裂	1
閉鼻声（疑い）	2
舌小帯短縮症	1
プロソディレベル	18
吃音	18
言語学的レベル	17
言語発達遅滞	16
精神発達遅滞疑い	1
総数	101

訓練症例数には評価のみの例も含む．（クマダクリニック．2006.9.1～2013.3.7）　　（文献5）より）

おわりに

　乳幼児健診の受診率はきわめて高く，なかなか気づきにくい子どもの疾患の早期発見が可能な唯一の機会といっても過言ではない．耳鼻咽喉科的疾患は限られておりポイントを絞って対応することが重要である．

参考文献

1) 坂田英明：乳幼児の難聴にどう対応したら良いですか？ ENTONI, 152：7-15, 2013.
2) 田中美郷, 進藤美津子, 小林はるよ, 他：乳児の聴覚発達検査とその臨床および難聴児早期スクリーニングへの応用. Audiology Jpn, 21：52-73, 1978.
3) 坂田英明：いびきと睡眠時無呼吸. 埼玉小児医療センター医学誌, 17 (1)：1-5, 2000.
4) 坂田英明, 加我君孝：小児における睡眠時無呼吸症候群. 症例から見る難治性疾患の診断と治療. 1-耳科領域編, 加我君孝（監）, 小林俊光, 小宗静男, 丹生健一（編）. 国際医学出版, 東京, 2011.
5) 熊田政信：小児の音声・言語障害. 子どもを診る 高齢者を診る―耳鼻咽喉科外来診療マニュアル, 山岨達也, 中山書店, 東京, 2014.

（坂田英明）

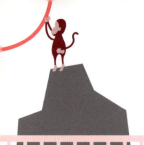
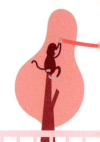

言語発達に問題がある子ども

はじめに

　乳幼児期の「言葉の遅れ＝言語発達障害」は，健診での指摘や，親（保護者）が同年齢児や育児本などと比較して気がつくことが多い．

　言葉の遅れは単にslow starterであるのか，難聴による言葉の遅れであるのか，全体的な発達の遅れに伴う言葉の遅れなのかに大別される．

　相談を受けた医療従事者は全体的な発達の特徴や言語発達段階を把握し説明をしたうえで，今後の対応について（療育機関への紹介や経過観察）親と話し合うことが重要である．そのためには，言葉の遅れの診方を知っていることが大切となる．

 ## 言語発達障害をもたらす要因[1)]

　言葉の遅れを主訴に相談に訪れた子どもが，下記6項目のいずれかに該当するのか，発達・獲得段階における未熟であるのかを見極める必要がある．

> ①聴覚障害
> ②対人関係の障害（自閉性障害を含む）
> ③知的発達の遅れ（精神発達遅滞）
> ④言語学習に限定された特異的障害（特異的言語発達障害・学習障害など）
> ⑤不適切な言語環境（虐待，2ヵ国語環境など）
> ⑥発声発語器官の機能障害（麻痺，形態異常）

 ## 生活年齢から大まかに遅れを捉える

　言語発達障害は，生活年齢から期待される言葉の理解，表出，コミュニケーション能力を習得していないために，日常生活のコミュニケーションに制限・制約のある状態である．言語発達障害の1つの目安として言葉がいえるかどうかは大きな発達の目安になる．以下に大まかな年齢での言葉の特徴を示す．

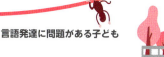

1　1歳6か月[2)]

　この時期に有意味語が出現していないと心配になるが，2歳頃で初語が出ることもあり，明確に「遅れ」と判断できる基準はない．そのため3か月後のフォローなどで経過をみることで放っておかない・見過ごさないことが大切となる．

2　2歳過ぎ

　言葉の獲得が十分に期待される月齢であり，この時期で有意味語が出ていなかったり，言葉の理解ができていない場合には「個人差」と見過ごすことはできない．発達専門医への受診や療育機関へつなぐことを両親と相談していったほうがよい．

3　3歳

　この時期に語彙が少ない状態，「ママ」，「これ」など1語のみの発話で語連鎖にならない場合も，言葉の遅れがあるといえる．この場合も，療育施設などで適切な支援を受けられるように家族と相談していく．

言葉の遅れを捉える

1　これまでの発達歴を確認する

ⅰ）出生時の情報

　在胎週数，出生時体重・身長，頭位などを確認する．低出生体重，仮死，黄疸の有無などは発達の遅れのリスクとなる．さらに，出生後の高熱や大きな病気の有無，ほかの疾患などの合併症の有無なども確認する．

ⅱ）発達状況の情報

- 運動：定頸，寝返り，坐位，ハイハイ，立位，歩行など
- 社会：人見知り，指さしなど
- 言語：初語，2語文，3語文など

　上記が生後何か月頃からでき始めたかを確認する．

2　現在の運動・社会性・言語の発達を確認する

　問診と子どもの行動を観察して，現在の運動（粗大運動・微細運動），社会（習慣・対人関係），言語（理解・表出）の発達を生活年齢に照らし合わせて大まかに捉える必要がある．発達年表や発達スケール（遠城寺式乳幼児分析的発達検査表・KIDSなど）などを使用し問診するとよい．参考として**表3-11**に遠城寺式乳幼児分析的発達検査表の一部を示す．

127

Ⅲ こんなケースに出会ったら

表 3-11　遠城寺式乳幼児分析的発達検査表（九大小児科改訂版）

年:月		発　語	言語理解
4:8		文章の復唱（2/3） （子どもが2人ブランコに乗っています，山の上に大きな月が出ました，きのうお母さんと買い物に行きました）	左右がわかる
4:4		四数詞の復唱（2/3） 5-2-4-9　6-8-3-5　7-3-2-8	数の概念がわかる（5まで）
4:0		両親の姓名，住所をいう	用途による物の指示（5/5） （本，鉛筆，時計，いす，電話）
3:8		文章の復唱（2/3） （きれいな花が咲いています，飛行機は空を飛びます，じょうずに歌をうたいます）	数の概念がわかる（3まで）
3:4		同年齢の子どもと会話ができる	高い，低いがわかる
3:0		二語文の復唱（2/3） （小さな人形，赤いふうせん，おいしいお菓子）	赤，青，黄，緑がわかる（4/4）
2:9		二数詞の復唱（2/3） 5-8　6-2　3-9	長い，短いがわかる
2:6		自分の姓名をいう	大きい，小さいがわかる
2:3		「きれいね」，「おいしいね」などの表現ができる	鼻，髪，歯，舌，へそ，爪を指示する（4/6）
2:0		二語文を話す （「わんわんきた」など）	「もうひとつ」，「もうすこし」がわかる
1:9		絵本を見て3つのものの名前をいう	目，口，耳，手，足，腹を指示する（4/6）
1:6		絵本を見て1つのものの名前をいう	絵本を読んでもらいたがる
1:4		3語いえる	簡単な命令を実行する （「新聞を持っていらっしゃい」など）
1:2		2語いえる	要求を理解する（3/3） （おいで，ちょうだい，ねんね）
1:0		言葉を1〜2語，正しくまねる	要求を理解する（1/3） （おいで，ちょうだい，ねんね）
0:11		音声をまねようとする	「バイバイ」や「さようなら」の言葉に反応する
0:10		さかんにおしゃべりをする（補語）	「いけません」というと，ちょっと手をひっこめる
0:9		タ，ダ，チャなどの音声が出る	
0:8		マ，バ，パなどの音声が出る	
0:7		おもちゃなどに向かって声を出す	親の話し方で感情をききわける （禁止など）
0:6		人に向って声を出す	
0:5		キャーキャーいう	母の声と他の人の声をききわける
0:4		声を出して笑う	
0:3		泣かずに声を出す （アー，ウァ，など）	人の声でしずまる
0:2		いろいろな泣き声を出す	
0:1		元気な声で泣く	大きな音に反応する

暦年齢／移動運動／手の運動／基本的習慣／対人関係／発語／言語理解

言　語

生活年齢に比べ遅れていると判断される場合には，何が原因で遅れている可能性があるのか掘り下げて確認していく．

3 遅れの原因を掘り下げる

問診・行動観察で言葉の発達の遅れが疑われる場合，その遅れの現れ方と原因を掘り下げて考える必要がある．

言葉の遅れを掘り下げる場合，言語の理解面と表出面を評価していく．

ⅰ）言語理解

言語理解が遅れれば，言語表出にも影響する．言語理解が遅れている原因を確認する必要がある．

難聴による言葉の遅れの可能性[3]

どのような年齢の子どもが相談にきたとしても，まずは聴覚障害の確認をすべきである．最近では，新生児聴覚スクリーニング検査が広まり出生時の聞こえの状態を母子手帳で確認することができる（乳児での聴覚発達項目についてはp.120参照）[4]．

また，耳の近くで指を擦り合わせる音に気づくことができるかの確認や，ささやき声で名前を呼んだり，絵のポインティングなどで簡易に聞こえのチェックをし，反応が得られないようであれば耳鼻科での聴力検査を実施する．

言語発達の土台となる認知・コミュニケーションの問題による言葉の遅れの可能性

子どもと一緒に玩具で遊んでみたり，行動観察・問診で以下の3項目に注目し評価を行う．

① 「意味するものと（身振り・音声・文字など），意味されるもの（事物，動作，様子）」の関係性の理解の程度を確認する．
② 認知，記憶，身体・音声模倣など動作性課題にみられる苦手さなどを確認する．
③ 他者への注目の程度や，一方的でなく，相互性のあるコミュニケーション行動の有無を確認する．

行動上の問題が言葉の遅れとなる可能性[5]

問診や子どもが遊んでいる様子を観察し，1つの遊びへの持続時間や，刺激に対して左右されやすいかなど，注意・多動・衝動性の問題の有無を確認する．

ⅱ）言語表出

口蓋裂など器質的な問題がないか確認し器質性構音障害の可能性を除外する．言語理解に問題がなく，言葉の遅れが構音（発音）のみの問題である場合は機能性構音障害である可能性がある．機能性構音障害は発達段階による未熟が原因による場合もあるが，特異的なクセがついてしまった場合（側音化構音など），訓練をしないと改善しないため，言語聴覚士などによる評価が必要となる．言葉の繰り返しや，つかえなどの問題は，多語文が増える2～4歳頃に多くみられる．周囲が気にしたり，言い直しをさせたりすると，緊張が強くなり症状が持続してしまうことがある．吃音症状

は子どもにとってのストレスや家庭環境などが影響するため，生育環境の聴取や環境調整などのアドバイスが必要となる．

おわりに

今回，言葉の遅れの相談窓口となった医療従事者がスクリーニング的に評価をするために必要な項目をあげた．しかし，乳幼児期の言葉の遅れは発達段階による未熟と障害の明確な境界線を引くことは困難ともいえる．

言葉の遅れが疑われる場合には，1回の面談で確定することはせず，必要に応じ詳細な評価のできるテストバッテリーの使用や，医師・心理士・理学療法士・作業療法士・言語聴覚士・保育士などチームアプローチによる連携で情報統合し，子どもの総合的な評価を行うことが重要となる．そのため，初期相談窓口となった場合は総合的・複数回の評価ができるように専門機関や療育施設へつないでいくことが大切となる．

また，経過観察とする場合であっても，後に遅れが顕著になってきた際の介入が遅れるというリスクを避けるために，次の受診日を確実に決めておき，必ず次につなげておくことが重要である．

参考文献

1) 小寺富子（監），平野哲雄，長谷川賢一，立石恒雄，他（編）：言語聴覚療法臨床マニュアル，改訂第2版，協同医書出版社，東京，86，2004．
2) 日本耳鼻咽喉科学会：難聴を見逃さないために1歳6か月児健康診査，2015．
http://www.jibika.or.jp/members/iinkaikara/pdf/hearing-loss-you.pdf
3) 岩立志津夫，小椋たみ子（編）：よくわかる言語発達，ミネルヴァ書房，京都，2005．
4) 田中美郷：外来でできる言語発達障碍児の簡便な検査法．小児耳鼻咽喉科，30（3）：259-267，2009．
5) 笠井新一郎：言語発達障害．言語聴覚療法技術ガイド，深浦順一（編集主幹），長谷川賢一，立石雅子，佐竹恒夫（編集委員），文光堂，東京，86-98，2014．

〈坂田英明〉

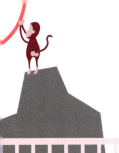
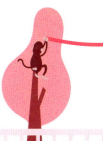

外性器に異常がある子ども

はじめに

本項では乳幼児健診(とくに1か月児健診)の際に遭遇することの多い外性器異常について概説する.外性器の異常で法律上の性決定に迷うような状態についてはほとんどが新生児期に対応されるため,詳細は成書を参照されたい.

停留精巣

停留精巣は2,500g以上で出生した児の約3%,2,500g未満で出生した児の約20%に認められる.これらの出生時,生後3か月,6か月,12か月時の有病率を比べたものが表3-12[1, 2)である.正期産・正常体重児では,生後3〜6か月時の停留精巣の有病率は出生時に比較し低いが,生後12か月時とはほぼ同等である.すなわち生後約6か月程度まで自然下降を期待して経過をみるが,生後6か月以降も下降しない場合には精巣自然下降は期待できないと判断する.

実際の診察では,まず,視診上精巣が陰嚢内にあるかを確認する.見た目で精巣を陰嚢内に確認できなかった場合は,鼠径部から陰嚢にかけて挙睾筋反射を起こさないように注意深く触診する.すなわち手を温め,泣いたりしないようにあやしながらの診察を心がける.精巣を触知できた際には精巣を用手的に陰嚢底まで降ろし,手を離した後一定時間陰嚢内に留まるかどうかを観察する.このような診察で片側あるいは両側精巣が確認できない,もしくは片側あるいは両側精巣が陰嚢内に留まらないときは,原則として小児泌尿器科医,小児外科医,あるいは小児内分泌科医に紹介する.なお,後述する小陰茎も伴っている際には中枢性性腺機能低下症を疑い,小児内分泌

表3-12 停留精巣の出生体重・週数別有病率

		出生時	3か月時	6か月時	12か月時
出生体重	2,500g以上	2.20%	0.91%		0.95%
	2,500g未満	19.80%	1.94%		1.94%
出生週数	37週以降	3.40%		1.22%	1.22%
	37週未満	30.10%		9.27%	3.13%

(文献1,2)より)

科医に紹介すべきである．理想的な条件下で診察できなかった際には，家族に挙睾筋反射の起こりにくい状態（暖かく，リラックスした環境）で陰囊内に精巣があるかを見た目あるいは触って確認してもらう．具体的にはお風呂での陰囊の観察を指導し，再受診させる．

　停留精巣を治療すべきである理由は①精巣悪性腫瘍のリスク低減，②造精能の保持の2つである．現在，停留精巣の治療は外科的な精巣固定術のみである．精巣固定術の時期の決定に関し，エビデンスレベルの高いデータはない．たとえば①については何歳までに治療すると悪性化を確実に防げるというエビデンスレベルの高い研究はない．参考になるのは10歳までに精巣固定術を行った患者と10歳以降に精巣固定術を行った患者を比較した症例対照研究である．この研究によると，10歳までに手術を行った群では10歳以降に手術を行った群と比較して有意に悪性化のリスクは低下し，停留精巣の既往のない群と比較しても悪性腫瘍の発生に差がなかった[3]．②についても明確な時期を決められるエビデンスレベルの高い研究はないが，思春期まで停留精巣を放置した際の病理所見が明らかに悪化していること，治療を受けた症例の病理所見が正常に近いという報告があることから，手術により造精能の低下の程度を軽くできることが示唆される．手術時期に関しては，現在，わが国では1〜2歳で行う施設が多いと思われる．海外の報告で，生後12か月未満で手術をした群と生後12か月を過ぎて手術した群の精液所見の比較を行っており，12か月未満で手術をしたほうが精液所見はよかったと報告[4]されており，わが国でも精巣固定術を1歳未満に行う施設もある．

小陰茎

　男性外性器はテストステロンの作用により男性化する．テストステロンは胎児精巣から分泌される．胎児精巣を刺激するホルモンは，妊娠前半の器官形成期では胎盤由来のhCG，妊娠後半では胎児下垂体から分泌されるLHである．器官形成期のテストステロン作用により外性器は男性化し，妊娠後半のテストステロン作用により陰茎サイズの増大および精巣の下降が引き起こされる（図3-27）．つまり，陰茎サイズを計測することは，妊娠後半におけるテストステロン作用を評価することになる．小陰茎を認めた際には，妊娠後半のテストステロン分泌が十分ではなかった可能性があるため，小児内分泌科医に紹介する．陰茎のサイズの評価は伸展陰茎長で行う．陰茎を軽く伸展し，恥骨下端から亀頭先端（包皮先端ではない）までの距離を測定する（図3-28）．目安としては新生児期で2.5cm，3歳で3.0cmあれば正常範囲内と考える（図3-29）[5]．尿道下裂を認めない男児で，伸展陰茎長が基準より短く，かつ片側あるいは両側の停留精巣を認めた場合は，妊娠前半のhCGによるテストステロンは分泌されていたが，妊娠後期のLHによるテストステロンは分泌されていなかったと考える．

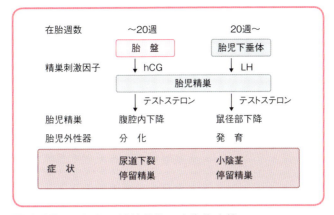

図 3-27 胎児期男性性分化と出生後症状

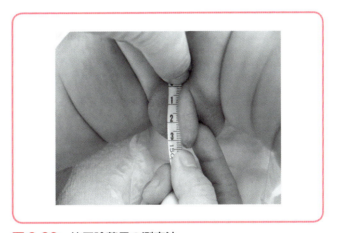

図 3-28 伸展陰茎長の測定法

埋没陰茎

　埋没陰茎とは伸展陰茎長は正常範囲であるが，陰茎基部周囲の脂肪組織が厚く，陰茎が埋没しているために，一見陰茎が短くみえる状態である．埋没陰茎は治療の必要はないことを保護者に十分説明する．小陰茎との鑑別を要する頻度の高い状態であり，鑑別に苦慮する際には小児内分泌科医に紹介する．埋没陰茎では伸展陰茎長を正確に測定すること自体が容易ではないことも多い．

陰核肥大

　包皮を含めた陰核横径長が 7 mm 以上である際に陰核肥大と診断する．陰核と陰茎はともに生殖結節という共通の原基から発生する．陰核肥大は男性化の一徴候の可能性を有する．テストステロン作用により，陰核は肥大し得るからである．一方で，す

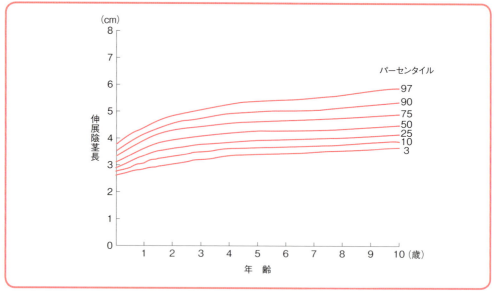

図 3-29 日本人伸展陰茎長成長曲線

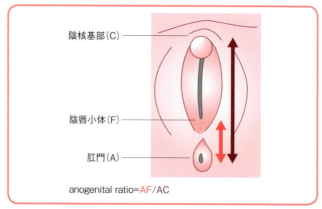

図 3-30 anogenital ratio の測定法
anogenital ratio > 0.5 は男性化徴候

べての陰核肥大が男性化徴候というわけではない．ほかの男性化徴候を伴わない陰核肥大はnormal variationと考え，精査や治療の必要はなく，経過観察でよい．

　陰核肥大を認めた際には，陰核肥大が男性化徴候か否かを見分ける必要がある．その際に重要となる所見は，陰核肥大以外の男性化徴候であるanogenital ratio（図 3-30）である．anogenital ratioが0.5を超えている場合は器官形成期の有意な男性化徴候であるので，陰核肥大もnormal variationではなく，男性化徴候と考えるべきである．

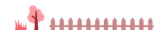

参考文献

1) Berkowitz GS, Lapinski RH, Gazella JG, et al : Prevalence and natural history of cryptorchidism. Pediatrics, 92 (1) : 44-49, 1993.
2) Ghirri P, Ciulli C, Verich M, et al : Incidence at birth and natural history of cryptorchidism : a study of 10,730 consecutive male infants. J Endocrinol Invest, 25 (8) : 709-715, 2002.
3) United Kingdom Testicular Cancer Study Group : Aetiology of testicular cancer : association with congenital abnormalities, age at puberty, infertility, and exercise. BMJ, 308 (6941) : 1393-1399, 1994.
4) Canavese F, Mussa A, Manenti M, et al : Sperm count of young men surgically treated for cryptorchidism in the first and second year of life : fertility is better in children treated at a younger age. Eur J Pediatr Surg, 19 (6) : 388-391, 2009.
5) Ishii T, Matsuo N, Inokuchi M, et al : A cross-sectional growth reference and chart of stretched penile length for Japanese boys aged 0-7 years. Horm Res Paediatr, 82 (6) : 388-393, 2014.

〈市橋洋輔〉

 ## 乳幼児健診と貧血③

　貧血検査をしないで貧血を疑うには身体所見を捉えることになる．皮膚の蒼白，眼球結膜の蒼白，爪床の蒼白，頻脈などは貧血に際してみられる身体所見である．成人では感度，特異度は必ずしも低くはないことがマクギーの成書にも書かれている．しかし，子どもで皮膚の蒼白で貧血と診断される場合はヘモグロビンが8g/dL以下であり，早期発見できたとはいえず早期発見を求める健診には有用性が低い．筆者は1965年に小児科医の道を歩き始めたが，デパートの赤ちゃん用品売り場での乳幼児健診育児相談に従事したのを契機にして，貧血を身体所見から早期診断できないかと考えた．採血をする前に貧血の有無，ヘモグロビン値を予測して検査値と比較することを繰り返し，最終的に耳朶，その周囲の皮膚の色を指標にした．小児科医になって50年を経たので，その診断力を評価すべく貧血と判断した例に検査を行った．58例を貧血と判断し，全例がヘモグロビン値12g/dL未満であった．鉄欠乏性貧血ならば鉄剤投与の基準となる11g/dL以下は約68％，10g/dL以下は約34％であった．58例中，白血病が1例，骨髄異形成1例で，ほかは鉄欠乏性貧血であった．いずれの例も貧血の診断を求めての受診ではない．努力をすれば身体所見で貧血のスクリーニングが確実ではないが，感度は上げることができるといえる．ただし，貧血がないと判断した例での検査は行っていないので特異度は出すことができない．また，筆者が判断している内容を言語化することが難しく，したがって，ほかの医師と共有できないので，パーソナルユースの域を出ない．

　ある程度の年齢を超えると，非観血的に爪にプローブを当ててヘモグロビン濃度を測定できる機器がある．乳幼児でも測定できる機器が登場すれば，採血にかかる被検者の負担を軽減できて，貧血のスクリーニングが健診対象者全員に行うことができることとなるので，機器の開発が待たれる．

〈原　朋邦〉

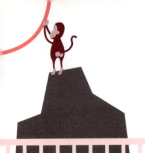
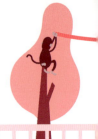

神経疾患がある子ども

はじめに

　子どもの神経疾患（小児神経疾患）は，乳幼児健診においては，運動発達の遅れに加えて知的な発達の遅れ（追視，あやし笑いがみられないなど）を伴い気づかれることが多い．近年，治療可能な神経疾患が増加しており，早期診断・早期治療の重要性が増している．本稿では乳幼児健診で遭遇する可能性が高い疾患および治療介入が可能な疾患（比較的まれだが治療薬がある疾患）を重点的に解説する．図 3-31 に，神経疾患の除外を念頭に置いた診察手順を示す．

 ## 問診で気づく神経疾患

1 栄養障害

　ビタミンB_1欠乏症（いわゆる脚気），ビタミンB_{12}欠乏症（大球性貧血，脳萎縮，母体の慢性胃炎や極端な菜食主義など），ビオチン欠乏症（アレルギー用特殊ミルク）により発達の遅れをきたすことがある．誤った知識による食餌制限や母体が栄養不良な

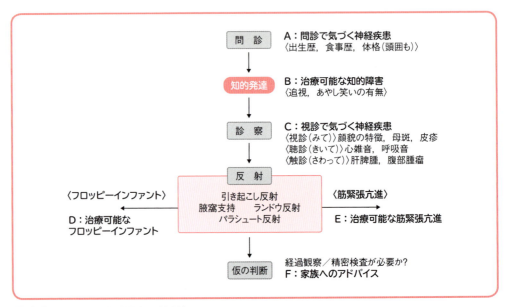

図 3-31　診察手順（独歩開始前）

状態での完全母乳栄養なども原因の一部として指摘されている．いずれも特異的な症状に乏しく，極端な病歴がない場合もあり，発達の遅れの精査項目としてビタミン類の血液検査を忘れてはならない．また，日本人は海藻類の過剰摂取（市販のうどんスープなど）が多く，妊婦のヨード過剰摂取による一過性甲状腺機能低下症にも留意が必要である．

2 てんかん性脳症（けいれん性疾患）

ⅰ）ウェスト症候群（点頭てんかん）

シリーズ形成性（数十分の間に，15〜30秒おきに連続性に起こる）の手足を挙上させる発作が特徴であり，脳波異常（ヒプスアリスミア）の出現により，発達が停止，退行する．単なるクセや良性のミオクローヌスなどとして経過観察される場合が多い．基礎疾患がない場合には，発症後3週間以内のACTH療法が知的予後を改善する．遅滞なく脳波検査が可能な施設へ紹介すべきである．

ⅱ）ランドウ・クレフナー症候群

通常2歳以降に発症する後天性失語を示すてんかんである．自己免疫学的機序が推定され，ステロイドによる治療が失語の改善に有効である．後天性失語（いったん獲得した言語が消失する）は，自閉症や発達障害の症状として見過ごされる可能性が高く，本疾患を疑い長時間脳波検査（深睡眠）を実施する．

治療可能な知的能力障害（先天代謝異常症）：treatable ID (intellectual disability)

神経症状を呈する先天代謝異常症のなかには，治療法が確立している疾患もあり，疑ったら早めに専門医療機関に相談することが重要である．各専門施設の連絡先は，日本先天代謝異常学会のホームページに掲載されている．

根治療法から，症状の軽減や付随する全身症状に対する治療法などの何らかの治療法がある疾患を比較的簡便な検査法で診断する補助ツールがインターネット上に公開されている[1]．専門施設では，治療可能な神経疾患を優先的に鑑別にあげて精密検査を行っている．

視診で気づく神経疾患

1 結節性硬化症

多臓器に過誤腫を認める神経皮膚症候群．乳幼児期に，葉状白斑（はけで刷いたような）やてんかんを認める．知的障害を半数に認め，神経，皮膚以外にも腎臓，心臓，

肺などの種々の臓器に腫瘍を形成する．腎血管筋脂肪腫（renal angiomyolipoma：AML）や上衣下巨細胞性星細胞腫（subepedymal giant cell astrocytoma：SEGA），肺血管リンパ筋症（lymphangioleiomyomatosis：LAM）に対しては，mTOR阻害薬エベロリムス（アフィニトール®）が有効である．顔面血管線維腫に対しては塗布薬（mTOR阻害薬）の治験が行われている．

② 神経線維腫症1型（neurofibromatosis 1：NF1）

カフェオレ斑が1歳までに5個程度出現する．腋窩や鼠径のそばかすも特徴である．視神経膠腫（15％），側弯（15〜30％），学習障害（40〜60％）など全身臓器のフォローアップが重要である．

③ スタージ・ウェーバー症候群

てんかんと知的障害を合併し，脳卒中様発作，片頭痛，発達障害がみられる．顔面の三叉神経領域に広がる血管腫（ポートワイン母斑），脳軟膜の血管腫，緑内障（脈絡膜血管腫）が3大症状である．難治てんかん症例や発達遅滞を示す症例では，外科手術も考慮される．母斑に対しては，早期のレーザー治療が有効とされている．皮膚科，眼科および脳神経外科との連携が重要である．

治療可能なフロッピーインファント

① 脊髄性筋萎縮症（spinal muscular atrophy：SMA）

脊髄前角の運動ニューロンが選択的に消失し，進行性の筋萎縮・筋力低下をきたす疾患である．2017年より疾患特異的な治療（核酸医薬品：ヌシネルセンによる髄注治療）が，保険適用となっている（詳細な情報については，日本筋ジストロフィー協会のホームページを参照のこと）．一生寝たきり状態の予後が想定されていた患児が，歩行を獲得するほどの著効例も報告されている．少しでも疑わしい症例では，遅滞なく本疾患の遺伝子（SMN遺伝子）検査を実施すべきである（外注検査が可能）．

② ポンペ病

乳児型は，新生児期より筋緊張低下，哺乳障害，心不全をきたす．酵素補充療法が可能となり，心不全をきたし致死性であった乳児型の予後が大きく改善した．日本国内でも一部の地域では，早期診断を進めるため，新生児マススクリーニングのパイロット研究が行われている．

③ ミトコンドリア病

新生児期／乳児期にフロッピーインファントやてんかんを発症する場合があり，高乳酸血症や代謝性アシドーシスを契機に診断される．ミトコンドリアレスキュー薬（ビタミン類やコエンザイムQ10など）や各症候群（MELAS, リー脳症など）に対する治療薬開発が進んでおり，診断が重要である．

④ プラダー・ウィリー症候群

新生児期に哺乳障害を呈し，色白でアーモンド様眼瞼裂などの特徴的な顔貌で気づかれる．知的発達の遅れや過食や行動異常が多くみられるため，生涯にわたる医療および福祉的な介入が重要である．成長障害に対して成長ホルモン療法の適応がある（体脂肪率改善にも有効とされる）．

E 治療可能な筋緊張亢進をきたす疾患

筋緊張亢進は，痙直（錐体路徴候），固縮（錐体外路徴候），ジストニア（基底核障害）に分類され，これらの症候が単独あるいは重複してみられる．早産による脳室周囲白質軟化症が原因となる脳性麻痺は，下肢優位の痙直を示す．筋緊張亢進をきたす疾患においても，下記に示すような特異的な治療法がある疾患は，重点的に鑑別することが重要である．

① ニーマンピック病C型（NPC）

垂直性眼球運動障害，まばたきの減少，カタプレキシー（感情により急に力が抜ける）が特徴であり退行をきたす．治療薬（ミグルスタット）により進行を遅らせることが可能となり，早期診断が重要である．NPCの早期診断ツールとして，年齢別のNPC-Suspicion indexが公開されている．

② ゴーシェ病Ⅲ型（慢性神経型）

水平性眼球運動障害，肝脾腫，血小板減少が特徴であり，進行性ミオクローヌスてんかんを呈する．酵素補充療法により臓器障害の改善がみられる．中枢神経症状に対する治療法として，アンブロキソール大量療法によるシャペロン療法が特定の遺伝子変異のタイプに対して治験が進められている．

③ 脳性麻痺

軽症の脳性麻痺では，1歳6か月児健診時に気づかれる．痙直型脳性麻痺では，歩行は獲得しているが尖足歩行のため，踵の接地ができていないことで気づかれる．

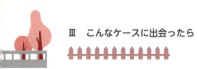

Ⅲ　こんなケースに出会ったら

アテトーゼ型脳性麻痺は，乳児期は筋緊張低下が主だが，この時期よりアテトーゼおよび筋緊張亢進が加わってくる．失調型脳性麻痺（低緊張型）では，腰椎前弯や足幅が広い（wide gait），反張膝などがみられる．脳性麻痺の治療は，理学療法が中心であるが，ボツリヌス毒素や髄注バクロフェン療法や手術療法などがあり，専門医やリハビリテーションスタッフ，看護師などとチームを組んで治療を行うことが重要である．また，運動障害よりも随伴症状である知的障害，てんかん，注意欠陥・多動性障害，自閉症スペクトラム障害，高次脳機能障害などが日常生活，学業，社会生活における障壁となっていることが多い．そのため，リハビリテーションの目標を運動障害を主とするのではなく，知的障害やてんかんを主疾患として目標設定をしたほうがよい場合も多く，随伴症状の的確な評価が必須である．

家族へのアドバイスのコツ（経過観察や精密検査が必要な児に対する）

　　たとえ，発達の遅れが明らかだと判断した場合でも，たった一度の診察で断定的な説明をしてはいけない．Illingworthらは，乳児期早期に追視やあやし笑いが遅く定頸が5か月以降と遅れたが，その後発達が追いつき，5歳時にIQ122を示した事例を報告している[2]．発達の遅れや神経疾患が疑われる児に出会ったときには，一例として，「お座りの獲得が少し遅れていますが，パラシュート反射は出現しています．坐位をうながす方法として軽く腰を支えて頭上の物に手を伸ばす運動をやってみましょう」[3]など，次の受診までに（1か月など）自宅でできることを伝え，少しでも親の不安を減らす努力をしてほしい（具体的な発達を促すアドバイスのコツについては文献5）に詳しい）．

おわりに

　　近年，小児神経疾患において，神経・筋疾患や先天代謝異常症を中心に治療薬が開発されてきた．まれだが治療薬がある疾患の早期診断・早期治療は非常に重要である．一方で，治療法がない，あるいは進行性の疾患が多いのもまた事実である．神経疾患を疑うあるいは発達が少し遅れていると伝えることは家族にとってとてつもなくショックな出来事である．不安に寄り添った声かけや担当保健師へ継続的なサポート依頼（当日の健診業務終了時に念押しを！）が重要である．

参考文献
1) Treatable-ID.
　http://www.treatable-id.org/
2) 前川喜平，落合幸勝（編）：乳幼児健診における境界児—どう診てどう対応するか，診断と治療社，東京，42-43，2010．

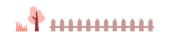

3) 洲鎌盛一：乳幼児の発達障害診療マニュアル―健診の診かた・促しかた, 医学書院, 東京, 2013.
4) 鳥取大学医学部脳神経小児科（編）診療実践小児神経科, 第3版, 診断と治療社, 東京, 2016.
5) Pina-Garza JE（著）, 鳥取大学医学部脳神経小児科（監訳）：フェニチェル臨床小児神経学, 原著第7版, 日本語版, 診断と治療社, 東京, 2015.
6) 寺嶋 宙：1歳代までに気づかれる知的発達の異常. 小児科診療, 80（3）：285-288, 2017.

（百崎 謙）

乳幼児健診と貧血④

　乳幼児健診で貧血のスクリーニングは問診による日常の行動や身体所見の把握に委ねられている．蒼白は貧血を示唆する有力な所見であるが，その存在は血中ヘモグロビン濃度が8g/dL以下であることを示唆しており，それ以上の濃度で診断するには，疑わしい事例へ貧血検査を積極的に行うしか方法はない．まずは新生児期のエピソードを問診で確認をする．在胎週数，出生時体重，黄疸の程度と持続，光線療法の内容，高ビリルビン血症についての検討された内容，新生児の出血の有無とあればその内容，などは母子健康手帳を確認しながら問診を行えば短時間で把握できる．成長曲線の確認，精神運動発達状態，離乳食を含めた栄養摂取状況，診察をして腹部触診で肝臓，脾臓の拡大の有無，腹部腫瘤の有無の確認をどの年齢でも行うことが重要である．筆者が経験した肝芽腫，ウィルムス腫瘍，神経芽細胞腫，球状赤血球症，卵巣嚢腫などの症例では健診時に触診で所見を呈していたであろう病歴なのに見逃されていた．触診を丁寧に行う習慣を身につけるように努めることが健診にも日常診療にも必須の態度である．

　意外に思われるかもしれないが，血液検査を何らかの理由で受け検査結果を患者サイドがもらっていて，その内容をみると貧血が存在しているのにもかかわらず指摘されていないことが少なくない．たとえば発熱などに際して，白血球系の変化をみるべく行われたであろうときに，赤血球系の変化が見逃されている．また赤血球数，ヘモグロビン濃度，ヘマトクリット，MCV，MCH，MCHCをみるとすでに過去に異常値が示されている例が少なくない．検査結果を母子健康手帳，お薬手帳に挟んでいる親はよくみられるので気になる事例では確認してみると情報が得られる．とくに貧血の鑑別診断にはMCVを軸に考えるので重要視をする．健診で貧血と診断したり，疑うような事例は，スクリーニング可能な医療機関に紹介すべきである．

（原 朋邦）

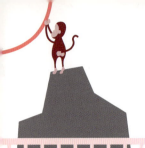
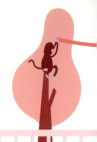

外科的に扱われる可能性がある子ども

はじめに

　子どものもつ外科的な対応が必要な疾患は，各々の疾患の頻度は少ないが，多岐にわたる．胆道閉鎖症は，乳幼児健診でのスクリーニングが重要で，早期発見により予後の改善につながる疾患のため最初に取り上げる．また，乳幼児健診で比較的よく相談される症状のなかに，実は外科的な問題や疾患が潜んでいる場合がある．実際の遭遇頻度はまれであるからこそ，頭の片隅に置いて診療にあたることで早期診断につながっていくと思われる外科的疾患を選んで解説を加える．

胆道閉鎖症

　胆道閉鎖症は妊娠末期，出生直後または生後に，肝外胆管に不可逆的な閉塞をきたす疾患である．胆汁を腸管内に排泄できないため，手術により減黄しない限り，胆汁性肝硬変が進行し，肝不全へ至る予後不良の疾患である．

　外科的根治術により減黄が得られれば，通常の健常児と変わらない生活が可能となる．しかし肝硬変が進行する前に手術を行わないと手術をしても意味がなく，生後60日までに手術を行うことが必要となる．早期に診断を行い，外科的治療に進められるかが予後を左右する．早期診断のために乳幼児健診の役割が大きいといえる．

❶ 胆道閉鎖症の診断

　本症の確定診断のためには開腹手術が必須である．かつ，生後60日以内に治療を行う必要があるため，遅滞なく手術適応を判断する必要があることが治療を難しくさせている．

　腸管への胆汁排泄がないため灰白色便は必発であり，灰白色便の所見があればすみやかに小児外科医に紹介し，胆道閉鎖症の診断を急ぐ必要がある．

　まずは，血液検査，腹部超音波，胆道シンチグラムを行うが，実際には肝内胆管減少症，新生児肝炎，一部の代謝異常症との鑑別は困難であることが多いため，開腹手術の所見で胆道閉鎖か否かの診断を行うことになる．開腹下での直接胆道造影では，胆管が描出されないこと（図 3-32 a），また術中の肉眼所見で肝硬変所見や胆管の索状変化が確認されれば（図 3-32 b），胆道閉鎖症の診断が確定する．

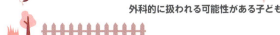

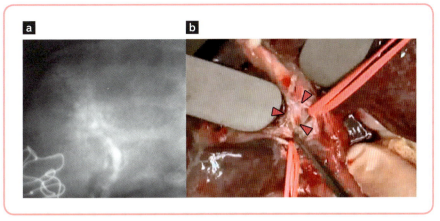

図 3-32 日齢 44 日で開腹胆道造影を行い胆道閉鎖症と診断された症例
a 直接胆道造影所見．肝内に雲母状の造影剤の漏出所見を認めるが，胆管は造影されておらず，胆道閉鎖症と確定診断された．b 術中の同肝門部胆管は索状変化により，胆道の内腔は変性，消失している．

❷ 健診では便色を保護者と一緒に確認することが重要

　1 か月児健診時には，黄疸所見は母乳性黄疸との区別が難しい場合もあり，また肝腫大も強くない場合も多いので，胆道閉鎖症のスクリーニングとして，「便の色」を肉眼で確認することがきわめて重要である．

　注意すべき点は，生後 1 か月を過ぎてから便の色が次第に薄くなる症例もあり，1 か月児健診時で便色の異常が指摘できない場合もある．このため保護者には，母子健康手帳のカラーカードを用いた便色の確認を，少なくとも 3～4 か月児健診の頃までは行うように指導をしておくとよい．

　色の認識は主観的な要素が多分にあり，乳幼児健診時には，母子健康手帳の便色の「カラーカード」を実際にみせながら，便の色を指し示してもらうなど，医療者と保護者の認識が同一となるようにする．保護者が便を持参していれば，直接みて，便の色を確認する．疑わしい場合には必ず便を持参させて観察を行い，手間を惜しまないことが認識のズレを埋めるためにとても大切である．

　また 3～4 か月児健診時で本症が判明した場合には，すでに肝硬変が進行しており，外科的な根治術の適応がない場合もあるが，最終確認として，健診では，黄疸の有無，便色の確認，肝脾腫などにつきチェックをする．

嘔　吐

　多くは，いわゆる「吐きやすい」赤ちゃんとして，生後半年から 1 歳頃までに胃の固定がしっかりしてくると改善する慢性胃軸捻転や生理的な胃食道逆流症が占める．
　ミルクがしっかり飲めており，体重増加，排便が順調であれば経過観察が可能であ

る場合が多いが，症状が軽くても器質的な疾患が隠れている場合もあり，嘔吐が続く場合には定期的な経過フォローが望ましい．

実際には，器質的疾患が原因の嘔吐は，哺乳や体重増加不良，胆汁性嘔吐，腹部膨満が強い，便秘傾向，不機嫌などを伴うことが多い．このような場合にはすみやかに専門医へ紹介し，内科および外科的疾患の精査を行う．外科的疾患では，肥厚性幽門狭窄，ヒルシュスプルング病，腸回転異常症，内ヘルニアなどによる腸閉塞が原因としてみつかる場合が多い．

便秘症

多くはいわゆる「便秘症」であり，食欲や体重増加が順調であれば，経過観察が可能である．児の排便の状態を定期的に評価し，治療の必要性の判断，排便トレーニングによるスムーズな排便習慣の獲得のため指導を行っていく．

1 外科的な原因を伴う便秘症

まれだが，鎖肛（低位），ヒルシュスプルング病，腸回転異常症，内ヘルニアなど器質的疾患が原因で便秘をきたしている場合もある．哺乳や体重増加が不良，嘔吐，腹部膨満，浣腸をしても反応便が乏しいなど，他の臨床的な症状や所見を伴う場合が多い．

2 乳幼児健診での注意点

年長児の便秘の精査で小児外科に紹介となり，肛門の診察で，肛門の位置が前方にずれており低位鎖肛と診断される症例に遭遇することがある．乳幼児健診では，時期にかかわらず，便秘との申告がある場合には，肛門の位置の確認と，直腸診で肛門の狭小がないか確認することが大切である（図 3-33）．

臍の疾患

新生児期における臍のじくじくや発赤，臍のできもので，乳幼児健診で相談を受ける機会は多い．多くは単純型の臍炎や臍肉芽であるが，胎児期の臍の消化管や膀胱との交通が一部遺残して発症する臍腸管瘻や尿膜管遺残による難治性の臍炎や臍ポリープの場合がある．前者は外来での処置で対応が可能であるが，後者の場合には手術的治療が必要となる．

1 臍炎

臍帯脱落部の感染による単純性の臍炎がほとんどである．臍の洗浄，入浴による清潔処置と抗菌薬の軟膏塗布や内服薬で治癒する．まれに臍動脈索を通り感染が深部へ

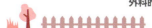

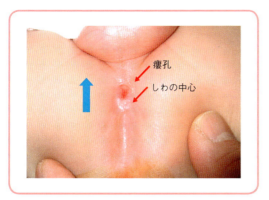

図 3-33　低位鎖肛症例
本来の肛門位置（しわ）に対して，瘻孔は前方に変位している．

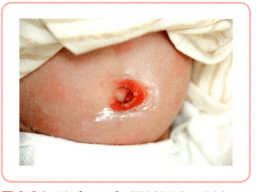

図 3-34　臍ポリープ，難治性臍炎の症例
臍からの造影検査で，腸管との交通が確認でき，臍腸管瘻と診断，根治術を施行した．

進展し，腹腔内膿瘍や敗血症，壊死性筋膜炎に至る症例の報告もあり，改善が乏しい場合にはすみやかに専門医に紹介をする．

❷ 臍肉芽腫

多くは臍帯脱落時の臍帯組織の遺残物で，線維芽細胞と豊富な毛細血管からなる1cm程度までのポリープ状の肉芽組織である．入浴・洗浄，軟膏塗布で自然消失する場合も多いが，改善が困難な場合には，肉芽の結紮・切除を行うか，硝酸銀で焼灼して治療をする．

❸ 臍ポリープ

乳幼児になっても臍炎を繰り返したり，臍肉芽腫だと考え経過をみていても消失しない場合がある．このようなケースのなかには尿膜管遺残（臍と膀胱とのつながり），臍腸管瘻（臍と腸のつながり）が原因の場合（図 3-34）がある．エコー検査や造影検査で診断を行い，外科的根治術を行う必要があるので，小児外科に紹介を行う．

E　精巣の異常

❶ 停留精巣

乳幼児健診で陰嚢内に精巣が触知されないことにより発見されることが多い．腹腔内で発生した精巣が本来の下行経路の途中で停留し，陰嚢に降りていない状態を示す．新生児における停留精巣の頻度は，出生時体重が 2,500 g 以上の成熟児では，約 2〜3％であり，2,500 g 未満の低出生体重児では約 20％と高頻度にみられる．これは，在胎後期に精巣の下降が起こることに起因している．生後 3 か月までに 60〜

70％は自然下降するが，それ以降ではあまり期待できない．自然下降が期待できるのは，多くは低出生体重児であり，1歳児では成熟児・低出生体重児でも停留精巣の頻度は1％となる．

診断の注意点として，触診で精巣が触知できても，精巣を陰囊底部まで牽引できても緊張が強く，また手を離すとすぐに陰囊上から鼠径管内へ挙上してしまう場合にも停留精巣と診断する．

手術治療が原則であり，精巣固定術を行う．精巣の自然下降，精巣組織への障害を考慮して1〜2歳頃が推奨される．

❷ 移動性精巣

停留精巣と鑑別を要する疾患である．精巣下降は完了しているが，精巣挙筋の過剰反射と精巣導帯の陰囊底部への固定不良により精巣が鼠径部に容易に挙上する状態である．通常は思春期頃までに自然軽快する場合が多いが，精巣の発育不良や，精巣挙上を認める場合には停留精巣と同様に手術治療が必要である．

F 陰唇癒合

陰唇癒合は左右の陰唇が癒合し，腟前庭部を覆う外陰部疾患である．乳幼児に好発するため，乳幼児健診時で比較的遭遇することが多い．診断は，外陰部の観察により腟口が閉鎖していることで診断される．一般的には内性器の異常を伴うことは少なく，癒合が解除されれば経過はよい疾患である．

原因は，慢性的な外陰部の炎症や感染によるものと考えられている．また患児の低エストロゲン状態が関与すると考えられ，母体あるいは胎盤由来のエストロゲン作用が残存している新生児や，内因性エストロゲンの分泌が増大する思春期女児の発症は少ない．

治療は1〜2か月間の陰唇癒合部へのエストロゲン軟膏あるいはステロイド軟膏の塗布による保存治療が有効であるが，強固な癒合症や，排尿障害，膀胱炎，腟炎を認める場合もあり，このような場合には切開・剝離術を行う必要があり，小児外科医に紹介をする．

G 肛門周囲膿瘍・痔瘻

日常的に遭遇する直腸肛門病変であり，1歳以下の男児に圧倒的に多い．歯状線にある肛門陰窩に細菌感染し，炎症が肛門周囲皮下に波及し膿瘍を形成することで発症する．発症前や発症時には下痢を伴う頻度が高い．

表在性のものでは局所の発赤，腫脹，硬結，圧痛などを認め，時に自然排膿をす

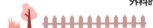

外科的に扱われる可能性がある子ども

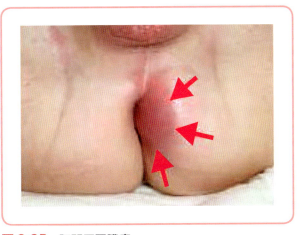

図 3-35　肛門周囲膿瘍
3 時方向に発赤・腫脹を認める．

る．深在性の膿瘍で自然排膿しない場合には，局所の切開排膿を行う．肛門 3 時，9 時方向が多く（図 3-35），多発する場合もあれば，再発を繰り返す例もある．好中球減少症などの基礎疾患をまれに伴うことがあり注意を要する．

　自宅では局所の清潔を保つよう，おむつ替えを頻回に行うよう指導をする．自然排膿した場合でも切開した場合でも，患部をマッサージし，排膿を促すことが治癒への早道である．多くの児では抗菌薬投与は不要で，便性を整えるために整腸薬を処方する場合はある．深在性の場合，多発性や炎症を繰り返す場合には小児外科に紹介をする．

　再発を繰り返す例でも，基礎疾患がない場合には，2 歳頃までには自然に治癒することがほとんどである．この時期を越えて再発を繰り返し，難治性の場合には瘻孔形成に至り，痔瘻と診断される．保存的な治療による瘻孔の閉鎖が期待できない場合には，外科的に瘻孔切開術を行う．

 ## 小児がん（固形腫瘍）

　小児では，肉腫や胎児性腫瘍が大部分を占めている．腹部の腫瘍として発見される悪性腫瘍として，神経芽腫，肝芽腫，腎芽腫などは出生時から幼児期にかけて好発する．多くは 5 歳以内に発症するが，1〜3 歳が発症のピークであるため，乳幼児健診では腹部の触診を丹念に行い，腫瘍のスクリーニングを行うことが大切である．

（小森広嗣）

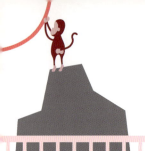
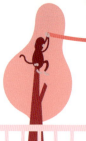

歯科的に問題がある子ども

はじめに

　全国の地方自治体（市区町村）では1歳6か月児と3歳児に対して乳幼児歯科健診が実施されている．そのデータは，毎年，厚生労働省によって「全国の乳幼児のう蝕有病状況をはじめとする歯科保健の現状の把握」を目的とし，「地域保健・健康増進事業報告」の一環としてとりまとめられている．

　歯科診察の項目は，①う蝕の評価，②軟組織の異常，③歯列・咬合異常，④その他歯の本数，形態，色調の異常，などがある．各々の自治体で診察基準，項目に多少の差はあるが，この時期における最も重要な診察は「う蝕の評価」であろう．平成26（2014）年度の結果によると，う蝕の有病率は1歳6か月児健診では全国平均で1.80％，県別では沖縄県の2.98％が最も高い値であった．3歳児健診においては全国平均で17.69％，県別では宮崎県の31.15％が最高であった．う蝕有病率は年々下がっているが[1]，それでも3歳になると予防の啓蒙や生活習慣の差が地域により生じてくる．う蝕以外の多くの先天的，あるいは習癖にかかわる異常はこの時期での改善は外科手術を必要とするもの（口唇口蓋裂など）以外の改善が難しく，介入時期をこの時期にしないことが多い．しかしながら，う蝕に関しては保護者の意識および行動の改善により，乳幼児の後の苦痛や機能障害から，あるいはそれをサインとして劣悪な生活環境から救うことができる可能性がある．本項ではう蝕を中心に，集団歯科健診における結果とその後の指導について述べる．

う蝕について[2]

　う蝕は口腔常在菌の代謝の結果，歯質に実質欠損を生じる疾患をいう（図3-36）．新生児の口腔内は無菌であるが，主に母親からの垂直伝播で感染する．歯の萌出に伴い，歯面への微生物の堆積は始まりその多様性の増加は乳歯列完成でピークとする定常状態（極相群落：climax community）に達するまで続く．極相群落に達すると細菌種は口腔内環境にかかわらず維持されるが，菌の生育環境の変化（糖の頻繁な摂取など）により常在菌叢を構成する細菌間に微生物的ホメオスタシスの不均衡を生じ，口腔内疾患に罹患しやすくなる．

　う蝕の発生には，細菌，宿主，食物，時間の4因子が重なる条件下で発生する．糖質摂取より3分ほどで口腔内はエナメル質の臨界PHに達し，Caイオンが溶出・

歯科的に問題がある子ども

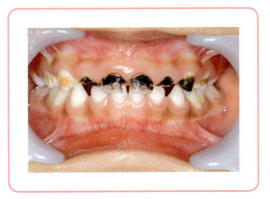

図 3-36　2歳児 う蝕

　歯面が脱灰するが，唾液の緩衝作用により40分ほどかけて中性に戻り，唾液中のCaイオンを再び取り込み，再石灰化するという現象が食事のたびに起きており，脱灰＞再石灰化の時間が続くとエナメル質の色調の変化から歯の実質欠損に至る．乳幼児の口腔内の状況は生活を如実に表している．歯科医師は口のなかから伝わるサインを見逃さないよう，注意しなければならない．先にも述べたが，現在は地域差はあれど重度う蝕はどの地域でも少なくなっている．そのなかで重度う蝕や極端に悪い口腔衛生状態は家庭の特別な事情（ネグレクト，貧困など）を疑う材料となり得る．

　夜間睡眠直前までのミルクや食事はリスクとなる．睡眠中は唾液の分泌量が減少するので，糖を代謝し酸を産生する細菌によって脱灰された歯質が唾液の自浄作用，緩衝作用が受けられないためである．母親としては寝つかせるための授乳はやむを得ない事情も理解し指導をする．母乳においてはミルクのようにう蝕の直接的原因とはならない．これはプラーク内のレンサ球菌群は口腔内において母乳成分の乳糖よりグルコースなど，ほかの糖を消費するからである．哺乳瓶でジュースやスポーツドリンクを飲む習慣がある場合は，上顎前歯部に特異的にう蝕が発生する．これは上顎前歯部が唾液の到達量が口腔内で最も少ないためである[3]．飲食で糖質を多く摂取する食生活習慣も同様である．乳幼児は食事の回数が頻回であることが多いが，歯科的には前回の食事から次の食事のタイミングが短いと十分な再石灰化がされていないタイミングで脱灰されるため，リスクである．宿主の要因を変えるのは難しいため，食物の因子（糖質の摂取量），時間の因子（食間の時間，プラークの付着している時間），細菌の因子（口腔衛生状態，バイオフィルム内の微生物ホメオスタシスの不均衡，細菌量）の因子を取り除くために何ができるかを，保護者の苦労も理解し，共感し，相談しながら指導することが大切である．

軟組織の異常

❶ 小帯異常

　上唇小帯は1歳6か月児健診においては一見小帯肥大とみられるものもあるが，多くの場合は自然に解消していく．3歳児健診で明らかに肥大し口唇への移行部に扇状に広がる場合はBlanch test（上唇を挙上し貧血帯の範囲をみるテスト）を行う．年齢を重ねると自然に解消することもあるため，この時点では基本は経過観察である．将来的に歯列不正，あるいは機能障害の原因となった場合は歯科の受診を勧める．舌小帯では舌の運動制限による発音障害を生じる場合は外科処置を必要とする場合がある．視診では舌を前方に出し，舌尖中央部が陥凹し，ハート状の形態を示したり開口させて上顎に舌をつけるよう指示し，小帯の付着状態をみる．

❷ 歯肉異常

　全身疾患や服薬の既往歴を問診する．多くは口腔清掃不良が原因であり，適切な清掃と歯石の除去で治癒する．ステロイドや抗てんかん薬の副作用によるものもある（図 3-37）．根尖部に腫脹を認める場合は，う蝕，あるいは外傷による感染が原因の膿瘍を疑い，感染経路を探す．感染経路がなく，腫脹が比較的固い場合はエプーリスなどを疑う．

　そのほか乳頭腫，線維腫，血管腫，ガマ腫などが疑われる異常を認める場合は専門機関受診を勧める．

　歯肉，口腔粘膜あるいは口唇周囲に水疱形成あるいは水疱が破れ潰瘍を形成している場合は全身疾患やウイルス性のものもある．疼痛などの症状が強く，咬傷や外傷などではない場合は小児科医への受診を勧める．

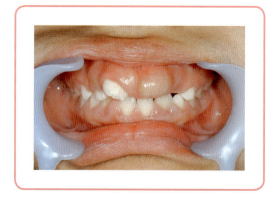

図 3-37　6歳児 薬剤による歯肉増殖

歯列・咬合の異常

　歯列・咬合の異常は，①反対咬合（下顎前突）（図 3-38），②上顎前突，③過蓋咬合，④交叉咬合，⑤開咬，⑥叢生がある．歯の萌出は下顎中切歯から開始し，ついで上顎中切歯が萌出するため，習慣的にいわゆる「前噛み」である．そのために骨格的には問題がなくても，見かけ上，下顎前突のように閉口することも多く，咬合は不安定であり，1歳 6 か月児健診時では異常の成否の判定は適当ではない．3 歳児健診時ではほぼ乳歯列は完成しており習慣性の下顎前突は乳歯列でも早期介入し歯列矯正をする場合があるが，遺伝的要因があるかを確認するために，保護者の顔貌をみたり，問診したりすることは大切である．上顎前突（過蓋咬合）は上顎の過成長あるいは下顎の後退である．下顎後退の原因が指しゃぶり，哺乳瓶の使用，おしゃぶりの常用であれば生活指導が必要な場合もある．口呼吸が原因の場合は歯科以外に耳鼻科への相談が必要である．親の顔貌や問診から遺伝的要因が疑われる場合は通常早期介入はしない．

　指しゃぶりなどによる上顎前突や開口は，いわゆる習癖が改善すれば多くの場合永久歯交換期に自然と改善する．指しゃぶりなどは多くの場合，自然に消失していくが，5 歳を過ぎても残る場合は歯科医院の受診を勧める．1 歳 6 か月児健診時には不安定であった咬合は，3 歳児健診時に完成した乳歯列は安定する．体が大きく成長するのに対し歯列はほとんど変化することなく 6 歳の永久歯交換期まで過ごす．完成した乳歯列は歯間空隙があるのが正常であり，乳歯列で叢生があったり，叢生ではなくとも空隙がない場合，乳歯より大きい永久歯の交換期にスペース不足を生じる可能性がある．ゆえに 3 歳児健診時の歯列の異常は将来の永久歯列の影響を予測する材料の 1 つとなる．

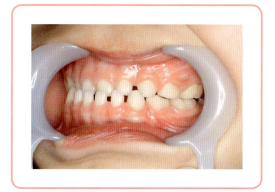

図 3-38　4 歳児 反対咬合

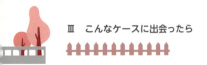

 ## 歯の本数，形態，色調の異常

　歯数は1歳6か月児健診においては萌出の個人差があるので経過観察でよい．しかし1歳を過ぎて歯の萌出がみられない場合は萌出不全や部分的な先天欠損の可能性もある．ダウン症などではその可能性を疑う．

　3歳児健診においては多くの幼児では乳歯列は完成し，20本の歯を有するが第2乳臼歯が未萌出であることもある．その場合もほとんどの場合はそのまま萌出を待つ．先天欠損に関してはこの時期に歯科的に介入できることは少ない．咀嚼，嚥下，発音の機能障害がなければ経過観察である．欠損が多数で機能障害が認められる場合は専門機関の受診を勧める（図3-39 **a**，**b**）．

　形態の異常としては癒合歯が多くみられる（図3-39 **c**）．本来2本の歯が1本に癒合している歯のことをいう．機能障害がなければ何もせず永久歯の萌出まで経過観察をする．X線検査で永久歯の状況を観察することができるが，乳側切歯と乳犬歯との癒合の場合は永久歯にも先天欠損を生じている可能性が高い．

　その他の形態異常としては巨大歯，矮小歯，結節などがある．結節により舌や頬粘膜に外傷を生じる場合は，歯科医師に形態修正を依頼する必要がある．

　色調の異常はエナメル質の減形成（図3-39 **d**），象牙質形成不全，テトラサイクリンによる影響（図3-39 **e**），新生児出血性疾患の影響，う蝕，外傷による歯髄組織への損傷などがある．エナメル質の減形成（主に黄色や褐色），食生活習慣や清掃不良が原因とみられる脱灰（白色や褐色）は歯科医院での口腔衛生状況の管理，指導を勧める．

　茶渋など食品や薬剤による歯面への色素沈着は歯面の研磨で改善されるため，変色には含まない．外傷による歯髄壊死による歯の変色は通常，受傷後1か月以内に起こる．しかし，変色をしたからといってすぐに歯髄処置をする必要はなく，時間の経過とともに改善する場合もある．根尖孔が1mm以上開くと毛細血管の侵入が起こり，歯髄が再生する治癒が起こる場合があるからである（pulp revascularization）．

おわりに

　乳幼児健診と自院の診療のなかで，乳幼児健診のほかに患者の自宅近隣の歯科医院にすでに予防処置や検診を受けに来院している子も多く，親の歯科の予防に対しての意識が年々高くなっていることを感じている．統計データの示すようにう蝕に関する問題を抱える子は少ない．学校歯科健診でも同様であるが，健診は統計データ収集とスクリーニングが主たる目的であり，短時間かつ視診，触診に限られた環境下では正確な診断をくだすことは難しい．また，健診では歯科医師の知識や経験，判定基準が大切であり，各自治体はウェブサイトでマニュアルを公開している．参考にするとよ

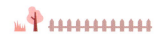

歯科的に問題がある子ども

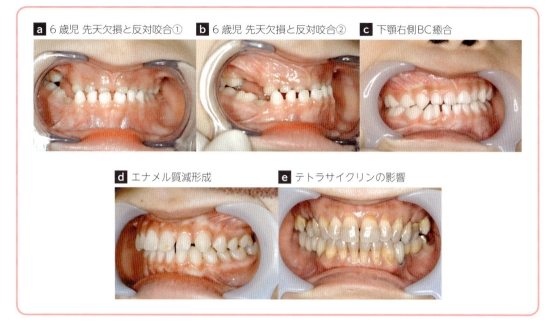

図 3-39 歯の本数，形態，色調の異常

い．臼歯部隣接面のう蝕は視診では検知できない場合も多いので自院では「検診では何もないといわれたのに……」と親にいわれることも多い．親には診断ではない旨を事前に説明しておくことも必要に思う．そのなかでごく少数であるが著しく口腔衛生状態が悪い乳幼児がいる．全身疾患ではなく，明らかに生活習慣・環境に起因するものである実際の健診の場で子どもの異変を感じても，短い時間の健診を担当した歯科医師がその子どもを救うための何らかの行動を起こすことは難しい．時間の制限と多くの人の目のある健診の場では感じた異変を伝えにくいからである．多職種連携により健診を意義あるものにする協力システムの構築を望む．

参考文献

1) 国立保健医療科学院：歯科口腔保健の情報提供サイト（通称：歯っとサイト）．
http://www.niph.go.jp/soshiki/koku/oralhealth/index.html
2) Fejerskov O, Kidd E（編），高橋信博，恵比須繁之（監訳）：デンタルカリエス，原著第2版，医歯薬出版，東京，2013．
3) Erickson PR, Mazhari E：Investigation of the role of human breast milk in caries development. Pediatr Dent, 21 (2)：86-90, 1999.

（原 智樹）

Ⅳ章
忘れちゃいけない親のケア

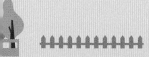

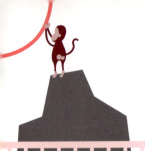
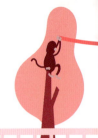

育児不安をもった親にかかわる

育児不安

　乳幼児健診の場では，育児不安の気づき，その対応，健診後の医療機関と母親との関係の構築が大切になる．
　育児不安の概念は研究者によっていくぶん異なっている．大別すると次の①～④となる[1]．

> ①子どもの授乳や睡眠，排泄などに関する具体的な心配ごととして捉える立場．
> ②育児にまつわるストレスとして捉える立場．
> ③育児に限らず家事や生活の総体から産み出される母親の生活ストレスとして捉える立場．
> ④母親が育児に関して感じる疲労感，育児意欲の低下，育児困難感・不安として捉える立場．

　①のような，具体的な対処の仕方やアドバイスによって解決する内容であれば，乳幼児健診の場でも自由質問の時間を設けることで，ある程度対応できるだろう．育児へのストレスを感じると，時間的な束縛感，多忙感が伴い，家事全体へのストレスも感じるようになる．いずれは育児困難感や意欲の低下につながることは想像でき，その意味で②～④の不安は，連続して起きると考えることもできる．吉田らは育児不安を，「育児に伴う自信のなさや不安，子どもとかかわることの疲労感，子育てからの逃避願望，育児による社会からの孤立感など」としており，母親が育児に関して感じる疲労感，育児意欲の低下，育児困難感・不安を育児不安として捉えて対応することが必要である．吉田は育児不安の要因を**表 4-1** のようにまとめている[1]．

育児不安対応の実際

① 具体的な相談に適切に対応する

　健診の結果を家族に伝える前後に，自由質問の時間を設ける．問われたことにできる限りわかりやすく回答する．ほかの専門職に，違う説明を受けている場合もあり，

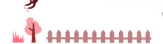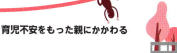

表 4-1　育児不安の要因

分　類	内　容
母親側の特徴	年　齢 職業の有無，職業観 性役割分業意識 生活の充実感，趣味の有無 理想と現実の認識 自己注目傾向
子ども側の特徴	子どもの気質，育てやすさ 子どもの数
家族関係	核家族・複合家族 夫婦関係・夫婦の会話 夫のサポート
ソーシャル・サポート	友　人 社会的サポート 近所づきあい，家族以外の人との会話

（文献 1）より）

知識を相手にぶつけるだけでなく，その親子にとって妥当な結論に結びつく回答を心がける．

❷ 不安に寄り添う

　母親の訴えをよく聞くことが重要であり，母親自身が訴えながら回答にたどり着いていくことも珍しくない．具体的な質問をもって訪れた母親も，時間をかけて話を聞いていくうちに，育児の疲労感や意欲の低下を話す場合もある．質問に対し簡潔に回答を提示しているだけでは聞き出せなかった相談事であり，「この人になら何でも話せる」という気持ちをもってもらい，まずは，健診後も相談に来てくれる状況をつくり出し，時間をかけて親としての成長を見守っていくことが求められる．

❸ 母親を認める

　母親としてよくやっているのだということを，まず認める．不安の原因を探してそれを取り除こうとするよりも，その原因もその家庭の特質であり，母親がそのことを承知しながら育児を全うすることを見守り，いつでも相談できる相手で居続ける．「がんばって」という励ましよりも「がんばっているね」と認めることのほうが，その後の信頼関係も含め，多くのことを生むようである．そのうえで「ここだけちょっと考えてみましょう」と軌道修正を助言する．不安に対する理解を示さずに「そのくらい大丈夫」，「気にしすぎよ」という紋切型の答えは通常役に立たない．

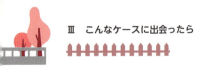

4 理想を身近なところにまで引き下げていく

　母親自らが抱いた理想の母子像と，現実の自分とのギャップで育児不安をきたしている状況が少なくない．新しい育児情報によって虚像はむしろ大きくなり，不安を助長している場合もあるようである．その家族にとって妥当な姿を一緒に考え，この程度でよいのだと示すことは重要である．

5 具体的な質問を用意しておく

　自由質問の機会は必要である．しかし，家庭での育児の内容をうかがい知るには，「はい」，「いいえ」では答えられない質問が有用である場合が多い．
　「育児は，次第に大変になってきましたか？ 楽になってきましたか？」
　「出産前想像していたものと比べて，育児の大変さはどうですか？」
　「大丈夫ですか？」と聞くと「はい」と答える母親も，これらの質問には「大変になってきました」と答えることがある．それに応えて「それはどんな内容ですか」と会話を続けることができる．母子家庭や外国人の親，知識が豊富な親などに対して，健診者の個性を活かした質問やメッセージを普段から用意しておくと，まごつくことがない．

6 きちんと対応する姿勢を示す

　質問し得られた答えにはなにがしかのリアクションを示しておく必要がある．ときには，悩みに対する具体的な解決策が即答できないこともある．しかしその問題を解決するためにどうしたらよいかを一緒に考えることは，けっして省略できない．

7 そばにいることを伝える

　自分をわかってくれる人に出会える機会があること，わき起こってくる不安が永遠に続くものではないことを認識するだけで，気分が楽になることは多い．各家庭に合った工夫を母親と一緒に考えながら，定期的に会い，その時期を乗り越えていくまで不安に寄り添っていく気持ちが必要である．育児支援は，解決策の情報伝達ではなく，この気持ちに鍵があるような気がしてならない．
　「私もあなたのそばにいることができます」というメッセージを家族に伝えていく姿勢は重要である[2]．

育児指導を再考

　母親の育児の努力を認めて，育児不安を支えてきた．しかし，育児の方法はなんでもよいということはない．自身がそのことを訴えることができない子どもたちに代わ

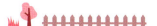

育児不安をもった親にかかわる

り，親が，地域が，国が，これまでを振り返り，あり方を修正していくべき時がある．子どもたちの健康と，成長，未来のために，その時代と人に合った育児の方法と知識を伝えていくことは小児を診る者にとって変わらず重要である．その意味で，母親の努力は認めたうえで，軌道修正をする必要も出てくる．われわれは育児支援というマインドを手に入れた時代の医療者である．育児指導が育児方法の強制，矯正にならないように注意したい．子育てにはその家庭流というものがある．家族の構成，歴史，各人の個性などから生まれてくるその家庭の有り様を踏まえて，それを前提としたうえでのよりよい育児へのアドバイスを心がける．私たちの時代から始まる育児指導を心がけたい．

参考文献

1) 吉田弘道：育児不安研究の現状と課題．専修人間科学論集 心理学篇，2 (1)：1-8, 2012.
2) 吉永陽一郎：子育ての, そばにいる人はだれ？ ―育児支援の明日のために, メディカ出版, 大阪, 2004.

（吉永陽一郎）

 コラム 1 人親家庭への対応①

激しく泣く

生後7か月，男児C．子育て支援センターで保育士と一緒に相談された．

「出生時からよく泣く子だったが，最近激しくなり，毎日夜泣きもします．大丈夫でしょうか」．

「父は子ども時代，厳しい両親に育てられ，母親に甘えた思い出がないようです．お利口で，よく勉強し，大学を卒業し，公務員になりました．結婚後何でも私に頼り，身のまわりのことすべて，私が手助けしてきました．C誕生後，機嫌のよいときはCをあやしますが，機嫌の悪いとき，私がCの世話をすれば"家は子どもだけではないぞ！"，Cに"泣くな！"などと怒鳴り，ときには物を蹴ったりします．最近ますますひどくなりました．夜Cが泣くと怒鳴るので抱っこして外であやしています．父がいないと子どもはまともに育たないのでしょうか」．

「お父さんは，優しいお母さんを母親にして，子ども時代に返り，甘え直しをしています．やきもちも出ています．毎日つらい思いをしながら必死に育てているお母さんの心がCちゃんに響き，ひどく泣いています．お父さんがいなくても，お母さんがどっしりと，明るい気持ちで受容できれば，その心がCちゃんに響き，Cちゃんは安定した心をつくるから大丈夫です．お母さんを一番応援してくれ，お母さんに代わって泣いてくれているのはCちゃんですよ」

「私にはこの子がいますよね」と，母は涙を流しながら笑顔になった．

159

Ⅲ　こんなケースに出会ったら

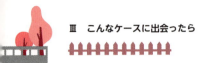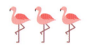

　　その後，保育士につらいことを話すようになった．2か月後には実家に帰り，徐々に明るくなって，Cもあまり泣かなくなった．仕事をみつけ，6か月後には離婚をし，明るく子育てをしている．

(考　察)

　　DVを行う父のほとんどは子ども時代両親への甘えで満たされておらず，優しい母の前で，赤ちゃん返りをし，甘えて心を満たそうとする．時には駄々をこね，暴言・暴力になる．子どもが生まれると，やきもちでDVが激しくなることが多い．

　　Cは間主観的に，苦しんでいる母の心を感じてつらくなり，激しく泣いた．母は，自分の心を察して泣いてくれているCに勇気づけられ，離婚を決意した．母の心が安定したことでCも安定し，あまり泣かなくなった．

　　子どもがDVをみることで精神的虐待になるといわれているが，直接みなくても，憂うつな母の心が子どもに響いて起こる混乱が毎日累積されると精神的虐待になる．

　　（症例に関しては一部修正を加えています）

〔澤田　敬〕

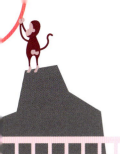
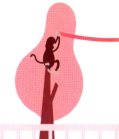

母乳と離乳食について

母乳育児の現状と利点

　厚生労働省の平成27（2015）年度乳幼児栄養調査によれば[1]，生後1か月で母乳栄養が51.3％，混合栄養が45.2％，合わせると96.5％の赤ちゃんが母乳を与えられている．生後3か月で母乳・混合を合わせると89.8％である．つまり，日本の赤ちゃんの9割は母乳を飲んでいる．母乳育児は子どもの感染症の罹患率を下げるだけでなく，将来の肥満や糖尿病の発症を予防する効果，母親の乳がんの発生率の低下など，さまざまな利点があることがわかっている．したがって，母乳育児を推進することは予防接種を勧めるのと同様に，公衆衛生上の重要なアドボカシーの1つであ

表 4-2　Lancet Breastfeeding Seriesの要旨

21世紀の母乳育児：疫学，メカニズム，生涯効果
- 母乳で育った期間が長い子どもほど，感染症の罹患率・死亡率が低く，不整咬合が少なくなり，知能が高くなる．この差は成人になっても継続し，肥満や糖尿病を予防する．
- 母親の乳がんを減らし，出産間隔をあけることによって母体を保護する．糖尿病と卵巣がんを減少させる．
- 生後1か月までの赤ちゃんの95％が母乳だけ，生後6か月まで90％が母乳だけ，そして，生後6～23か月の子どもの90％が部分的にでも母乳で育てられたとすると，世界中で毎年82万3,000人の乳幼児死亡を予防でき，2万人の乳がんによる死亡を予防できると試算される．
- 最新の生物学的研究から，母乳は乳児にとってpersonalised medicineであることがわかってきた．
- 富める国でも貧しい国でも同じように母乳育児の推進は重要である．そしてそれが「持続可能な開発目標（SDGs）」の達成につながる．

なぜ母乳育児に投資するのか？ そして投資が母乳育児の実践に何をもたらすのか？
- 各国の母乳育児率はさまざまな介入により徐々に上昇してきているが，母乳で育てたい女性が十分な支援を受けられる環境が整っていない．
- 母乳で育てることができるかどうかは女性個人の責任ではなく，社会全体に母乳育児を支援する責任がある．
- 人工乳企業は巨大かつ成長中であり，人工乳のマーケティングは母乳育児の推進に対する妨げとなっている．
- 母乳育児が適切に実践されないことによる健康や経済に対する損失はまだまだ認識されていない．富める国でも貧しい国でも，母乳育児支援に投資することと，そうしない場合の損失を計算してみる必要がある．
- 母乳育児を保護，推進，支援することは，子ども，女性，社会にとって利益となる．政治的支援，経済的投資が必要である．
- 母乳で育てるかどうかは，女性の好みの問題ではなく，公衆衛生上の問題．女性個人の責任ではなく，社会が責任をもって支援しなければならない．

（文献2）より作成

IV 忘れちゃいけない親のケア

表 4-3 乳幼児栄養に関する WHO の報告書

基本となる事実
- どの子も「子どもの権利条約」に基づき良質な栄養を与えられる権利を有する.
- 低栄養は子どもの死亡の 45％に関与している.
- 2016 年には世界中で，5 歳未満の子ども 1 億 5,500 万人が成長不良（年齢に対して身長が低い），5,200 万人が栄養不良（身長に対して体重が少ない），4,100 万人が過体重・肥満と推定されている.
- 生後 6 か月未満の乳児の約 40％が母乳だけで育てられている.
- 栄養的に十分で安全な補完食を摂取している子どもは少ない. 多くの国では, 生後 6 ～ 23 か月の子どものうち, 月齢にふさわしい食事の回数や食材の多様性の基準に合った栄養を摂取しているのは 1/4 に満たない.
- 生後 23 か月までの子どもすべてが最適な母乳育児をされていたら, 5 歳未満の乳幼児死亡を毎年 82 万人以上減らすことができるであろう. 母乳育児は IQ を上昇させ, 学校の出席率を上げ, 成人になってからの収入増につながる.
- 母乳育児によって子どもの発達が改善すること, そして, 保健医療コストが下がることは個々の家庭だけでなく国家レベルでの経済的利益になる.

WHO と UNICEF の推奨
- 生後 1 時間以内に母乳育児を開始する.
- 生後 6 か月間は母乳だけで育てる.
- 生後 6 か月になったら, 栄養的に十分で安全な補完食（固形食）を開始し, 母乳育児は 2 歳かそれ以上まで継続する.

（文献 3）より作成）

る[2]. また, 世界保健機関 (WHO) は「生後 6 か月間は母乳だけで育て, その後は適切で十分な補完食を与えながら, 2 年かそれ以上母乳育児を継続する」ことを勧めている**表 4-2**, **3** [2, 3].

母乳育児の母子に対する健康上の効果は, 母乳育児期間が長く母乳摂取量が多いほど大きいので, 乳児健診などの折に栄養方法を確認して母親をねぎらい, 今後も母子が望む限り母乳育児を続けることを勧めるようにしたい.

成長の評価

「母乳が足りているかどうか」は, 母親の大きな関心事である. 在胎週数, 出生体重, 両親の体格なども参考にし, 出生時からの身長, 体重, 頭囲の推移を母子手帳にプロットして評価する. 母子手帳の成長曲線に沿って発育しているかどうかが重要で, 一律に「生後 4 か月で体重が 5kg なければ母乳不足」などと決めつけてはならない. 体重増加が成長曲線から外れてきている場合は, まず, 器質的疾患がないかどうかを確認する. 器質的疾患がなさそうで, 発達にも問題がなければ, 母乳を飲ませている状況を尋ねる. 授乳回数や時間を制限しているようなら, まずは, 授乳回数を少し増やし,「ほしがるときにほしがるだけ」飲ませてみるように勧める. 夜間長時間眠る乳児ならば, できれば夜の授乳を 1 回増やしてみるよう提案する. その後, 2 週間～ 1 か月後に体重を計測し, それでも成長曲線から外れているようなら人工乳の

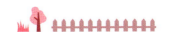

補足を提案する．

　月齢が5か月を過ぎていれば離乳食を始めることができる．WHOが2006年に発表した，母乳で育つ子どもの成長曲線によれば[4]，母乳栄養児の発育は，乳児期後半に，人工栄養児や混合栄養児に比べて体重がやや少なめになる．3～4か月児健診で体重が少なくても，離乳食が始まると追いつくことが多い．乳児期早期で明らかに母乳不足の場合は人工乳の補足が必要になるが，母乳摂取量が減らないような足し方をする必要がある．体重増加が少ない乳児のなかには，後に発達の遅れが明らかになる子どももいるので，「体重が少ないから人工乳を飲ませる」だけでなく，その後の成長の見守りが必要である．

混合栄養と人工栄養

　先に紹介した平成27(2015)年度乳幼児栄養調査によれば，「授乳について困ったこと」がある割合は混合栄養で1番多かった．「母乳が足りているかどうかわからない」という困りごと以外にも，「相談する人や場所がない，わからない」と答えた割合も母乳栄養や人工栄養に比べて多かった．母乳が足りているのに「母乳不足感」から人工乳を飲ませていることもあれば，体重増加不良で人工乳を足すようにいわれても，その量や方法がわからないこともある．むしろ，混合栄養の場合にこそ，きめ細かいフォローと支援が必要である．不要な人工乳を飲ませることによって母乳分泌が低下することが多いので，人工乳を足す場合は「必要なだけ」，「母乳摂取量が減らないように」することが肝要である．母乳を飲ませる回数が減らないように，また，夜間はしっかり母乳を飲ませて母乳分泌低下をきたさないように伝えるとともに，少しでも母乳を飲んでいれば「母乳育児をしている」と捉え，母親の自己肯定感や自己評価を高めるようなエモーショナル・サポートを行い，できるだけ長く母乳育児が継続できるように支援する．

　人工栄養の場合は，「缶に書いてあるだけの量を飲まない」という相談もある．人工栄養の場合も「ほしがるときにほしがるだけ」で，量や回数は幅をもたせてよい．ともすれば「つくったミルクを全部飲ませる」ことになりがちで，過体重を招くことがある．また，不適切な調乳や育児用調整粉乳以外のものを飲ませていることもあるので，人工栄養の場合も「何をどのように飲ませているか」確認することが必要である．

補完食（離乳食）

　生後6か月を過ぎると母乳だけでは乳児の必要な栄養を賄うことができなくなる．母乳だけでは不足する栄養を補う食事を「補完食」と呼ぶ[5]．日本で使われる「離乳

Ⅳ　忘れちゃいけない親のケア

表 4-4　補完食の目安

月　齢	固　さ	回　数	1 食当たりの量*
6～8 か月	濃厚な粥，よくつぶした食物，その後，家族の食事をつぶして	1 日 2～3 回，母乳は頻回に飲ませる．子どもの食欲に応じて，間食を 1～2 回	1 食に大さじ 2～3 杯から開始 250 mL のカップ 1/2 まで徐々に増量
9～11 か月	家族の食事をこまかく刻むか，つぶしたもの．赤ちゃんが手づかみで食べられるもの．	1 日 3～4 回，母乳も飲ませる．子どもの食欲に応じて，間食を 1～2 回	250 mL のカップ 1/2
12～23 か月	家族の食事．必要に応じて刻んだりつぶしたもの．	1 日 3～4 回，母乳も飲ませる．子どもの食欲に応じて，間食を 1～2 回	250 mL のカップ 3/4 もしくは 1 杯

Amounts of food to offer（提供する量であって，食べさせるべき量ではないことに注目）をもとに作成した．
＊母乳を飲んでいない場合は，1 日当たり 250 mL のカップでミルクを 1～2 杯加え，かつ，1～2 回食事を余分に与える．

(文献 6) より)

食」は「乳汁摂取をやめる」というニュアンスがあるが，WHO の提唱する「補完食」にはそのような意味はなく，母乳を飲ませながら栄養を補う食事とし，母乳育児は 2 歳かそれ以上まで継続するように勧めている．詳しくは文献[5]を参照されたいが，要点は「必要な栄養を質・量とも十分に摂取する」，「子どもの気持ちに応えて食べさせる」ということである[5, 6]．

乳児期後半に不足する栄養素の主なものは鉄とタンパク質である．そのため，生後 6 か月を過ぎたら，子どものほしがるサインに合わせて栄養豊富な食事を与えるようにする．日本では平成 19 (2007) 年に策定された厚生労働省「授乳・離乳の支援ガイド」をもとに指導されているが，2018 年現在改訂中とのことである．日本では低出生体重児の割合が約 10％であり，乳児期後半の鉄欠乏性貧血を予防するためにも，リスクのある乳児には専門職による栄養支援が必要である．

E　母親への支援

　母乳で育てられている乳児が順調に成長していたら，まず，それをねぎらう．「順調に育っていますね」という医師からの一言は，母親に満足感と安心感を与えるであろう．混合栄養の場合は，少しでも母乳を飲ませていることを評価し，今後も継続するように励ます．母乳育児を諦めた母親のなかには，実際はその必要がなかったケースも多々みられる．次の機会のために，どこで相談できるかという情報を伝えておくとよい．授乳中はほとんどの薬が使用可能であるが，その情報が医療専門職にも母親

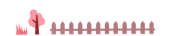

にも知られていないことがまだまだある．国立成育医療研究センターの「授乳とお薬について」のウェブサイト[7]など，最近は多くの情報源があるので，小児科医だけでなくすべての科の医師で情報を共有しておきたい．母乳育児が母親と子どもの健康に寄与するところは大きいので，地域の助産師など多職種と連携して，現在母乳育児をしている母親と子どもがこの先も続けることができるように応援したい．

参考文献

1) 厚生労働省：平成27年度乳幼児栄養調査結果の概要．
http://www.mhlw.go.jp/stf/seisakunitsuite/bunya/0000134208.html
2) Lancet Breastfeeding series：Breastfeeding in the 21st century：epidemiology, mechanisms, and lifelong effect. Why invest, and what it will take to improve breastfeeding practices?
http://www.thelancet.com/series/breastfeeding
3) WHO：Infant and young child feeding.
http://www.who.int/mediacentre/factsheets/fs342/en/
4) The WHO Multicentre Growth Reference Study (MGRS).
http://www.who.int/childgrowth/mgrs/en/
5) WHO：Complementary feeding：family food for breastfed children.
http://apps.who.int/iris/bitstream/10665/66389/2/WHO_NHD_00.1_jpn.pdf?ua＝1&ua＝1
6) WHO：Up to what age can a baby stay well nourished by just being breastfed?
http://www.who.int/features/qa/21/en/
7) 国立成育医療研究センター：妊娠と薬情報センター：授乳とお薬について．
https://www.ncchd.go.jp/kusuri/lactation/index.html

（瀬尾智子）

 ## 1人親家庭への対応②

母の死亡

小学2年生の女児G.

乳幼児期父母に可愛がられ，甘えて，すくすくと育ってきた．5歳のとき，母が乳がんになり，入退院が繰り返された．入院中は祖父母に預けられることが多かった．病院ではお利口で母のお世話をした．母が家に帰ってくると手伝いをよくした．父にも，祖父母にも静かに甘えた．

小学校1年生時の3月末，母死亡．Gは静かに泣いていた．父，祖父母に元気なく甘えた．4月，2年生になり，通学はするが元気がなく，筆者のところに父と祖母が連れてきた．

「お母さんが死んじゃって寂しい」

「寂しいよね．でもお母さんはお星様になって，お空からいつもGちゃんを見守ってくれているよ」

父，祖母には間主観的に寂しい気持ちを受容し，出来るだけ甘えを受け入れてもらうように頼んだ．

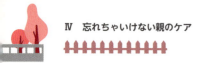

Ⅳ　忘れちゃいけない親のケア

　　Gは徐々に元気が出てきた．担任の女性教師も来てくれたので甘えの受容をお願いした．教師も可哀そうに思って接してくれ，すでに甘えていた．

　　5月連休明けより，担任教師に激しく甘えるようになった．休み時間になると抱っこ，おんぶ，お手伝いなど激しくくっついてきた．教師もGをすごく可愛いと思い，すべてを受け止めた．家でも父，祖父母に激しく甘えるようになった．

　　10月より，教師への甘えは少なくなり，元気に友達と遊べるようになった．昼休み，「抱っこしてあげるからおいで」というと，「友達と約束している」といって，外に走り出た．元気いっぱいになったが，教師への甘えは続き，父，祖父母への甘えも続いた．

　　現在小学校5年生．元気に通学している．

(考　察)

　　Gは母ががんになり，入退院を繰り返し，悲しみ，寂しさを感じた．そのうえ母の心，家族全員の悲しみを間主観的に感じ，静かに，お利口になった．母が死亡しその悲しみ，寂しさで，父，祖父母に甘えた．甘えることでGだけでなく，父，祖父母も間主観的に心が癒された．優しい教師に対して母親転移を起こし，激しく甘えた．教師も逆転移を起こし，楽しく受け入れた．間主観的相互作用である．教師への甘えで満たされたGは友達と元気に遊べるようになった．

　　父，祖父母，教師に甘えることで，母喪失のトラウマを乗り越えたものと思われる．

　　（症例に関しては一部修正を加えています）

〔澤田　敬〕

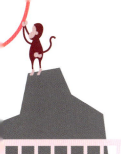
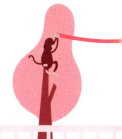

夜泣きの相談

はじめに

夜泣きは，子育て中の若い親にとって，精神的にも肉体的にも大変な負担となる．保護者の負担だけではない．子どもの脳の発達にも影響が出ることがわかってきている．睡眠の重要性を保護者に知ってもらうことに夜泣きの予防と治療の鍵があると考える．本項では乳幼児の睡眠の生理学的特徴を鑑みつつ，対応策をまとめた．

 ## 乳幼児の眠りについて

新生児の睡眠は，1日のうち昼夜の区別なく出現する多相性睡眠を示す．生後3か月には，睡眠に，生物時計機構によって生み出される24時間の周期(概日リズム)が出現するとされている．1歳になると，睡眠は夜にまとまり，昼間は短時間の午睡のみという睡眠パターンができあがる．

1日の睡眠量の目安は，月齢別に示すと以下のようになる．
- 新生児：14〜18時間
- 2〜4か月：13〜15時間
- 5〜9か月：13〜14時間
- 10か月〜2歳：11〜13時間

夜間睡眠は夜7時〜朝7時の間に確保することが望ましいといわれている．

眠りはレム睡眠とノンレム睡眠のセットで訪れる．乳幼児はレム睡眠とノンレム睡眠の周期が短い．新生児は1周期が40〜50分，3〜4歳では40〜60分といわれている(成人は90〜100分)．また，睡眠に占めるレム睡眠の割合は月齢が低いほど大きい(新生児では約50％)．そのため，幼児は浅い眠りが大人より頻繁に訪れると考えられている．小さな物音などで目を覚ましてしまうのはそのためである．

睡眠は，脳を創造し，育て，機能を守る働きがあることがわかってきた．胎児，新生児は，レム睡眠の時間を利用して，脳の神経細胞を無の状態から新たに形成し，神経細胞同士をつないで，学習や記憶の処理に必要な情報ネットワークを構築している．また，海馬は，睡眠中に働いて，その日に経験したことを何度も再生して確かめ，昨日までの知識と合わせて新しい知識を確立するといわれている．そのため，睡眠の乱れは，脳の発達に大きな影響を及ぼすと考えられる．

それだけでなく，睡眠の乱れは，成長ホルモンの分泌を抑制するため，骨格や筋

IV 忘れちゃいけない親のケア

肉，細胞の成長を抑制する．また，体内時計の混乱から，自律神経バランスが悪化する．記憶力，判断力，認知力が低下し，意欲や学力が低下する，情緒不安定になる，などの影響が予想される[1]．

乳幼児期は，その後成人してからも付き合うことになる概日リズムをつくる重要な時期である．最近，年少児にも，大人の生活パターンをさせてしまう夜型生活が増えており，影響が心配される．睡眠の長さだけに注目してみても，現代の日本の3歳以下の総睡眠時間は世界最短といわれており，最長のニュージーランドと比べて100分，アメリカと比べても80分短い．早寝早起きが大切であるということを保護者に理解してもらう教育（眠育）が必要である．

 ## 夜泣きとは

夜泣きの定義は，はっきりしていない．行動性不眠とも呼ばれている．夜間なかなか寝つかない，目が覚めるとなかなか（30分～1時間以上）寝ない，頻回に養育者の介入を求めることなどを指す場合が多い．夜泣きには，早くアプローチして，悪化・遷延させないように対応をすることが大切である．

夜泣きの対策を考えるには，まずは乳児がよく眠れる環境を考える．
①あまり長く昼寝をさせず，たくさん遊ぶことを心がける．
②就寝時刻，起床時刻を一定にする．
③夜は興奮させるような遊びやTVなどは控える．
④寝る前，遅めの時間にしっかり授乳する（新生児～2か月児）．
⑤夜中の授乳は短時間で終わらせ，おむつ替えは暗いところで静かに手早く．
⑥同じ部屋で，いつものベッドで，決まった寝具を使う．
⑦夜泣いても，安全，様子確認ができたならばなるべく静かにしておく．

乳児は浅い眠りが多く，すぐに動いたり，声を出したり，顔をしかめたりするが，そっとしておけばそのまま深く眠ってしまうことが多い．ちょっとむずかってもすぐに抱き上げたり授乳したりせずに，少し様子をみることが大切である．夜覚醒するたびに母乳をあげたりしていると，浅い眠りのときに哺乳したり抱き上げないと眠れないという悪い習慣がついてしまい，睡眠の断片化が起こる．6～7か月を過ぎても頻回に覚醒する乳児の場合には，思い切って夜間の断乳をすることも必要な場合がある．

 ## 夜泣きへの対応

夜の睡眠の乱れは，前述したように，脳の発達にも影響が出てくる．保護者は自分が眠れないことを我慢すればよいと考えがちだが，子ども自身のために，夜泣きから早く解放してあげることが大切である．

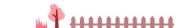

1 夜泣きの治療および予防

アメリカ睡眠医学会のレビュー[2]による夜泣きの治療法は以下のようなものである．

i ）消去法

体調不良などの場合を除き，翌朝の決めた時刻まで小児の行動性不眠の症状（泣いたり，癇癪をおこしたり，親を呼ぶこと）を無視する．児の行動は，親の養育行動が児の行動に対して対応することによって強化されているため，その養育行動を消去することで症状を減らす方法である．

①翌朝の決めた時刻まで一切児に対応しない（無修正の消去法）．

②児が泣いたりしたら，決めた時間待って（5〜15分）様子をみにいく（段階的消去法）．

③親が児と同室するが，児には一切対応しないようにする（保護者同伴の消去法）．

ii ）入眠儀式

就寝前にするいつもの決まりごとを行うこと．子守歌を歌ってもらう，本を読んでもらう，などの適切な行動を増やすことを目的とする．

iii ）小児の睡眠制限法

入眠儀式と組み合わせて用いる方法．普段の入眠時刻より30分遅い時刻に児を就寝させるようにする．15分以内に入眠したら，翌日の就寝時刻は30分早める．15分以内に入眠しない場合には，翌日の就寝時間をさらに30分遅らせる．起床時刻は一定の時刻を保つ．最初のうちは児は睡眠不足となるが，児の年齢に必要とされる時間以上の昼寝はとらせないようにする．そして，児の発達上適切と考えられる時刻まで起床時刻を次第に早くしていく．

iv ）計画的覚醒

あらかじめ児が覚醒する時間と回数を調べておき，児が覚醒する可能性が高い時刻の15〜20分前に児を起こしてなだめたりあやしたりする．

v ）睡眠の予防的親教育

保護者へ睡眠に関する知識を教育する．①就寝時と夜間覚醒時の対応の仕方，②入眠-覚醒のスケジュールを一貫させること，③就寝までの儀式を一定させることなどの知識を教育する．この教育は早期から行うことが望ましく，妊娠中または児の誕生後すぐに行われる場合が多い[3]．

以上のi ）〜v ）の対応策のうち，現在の日本では，i ）③の保護者同伴の消去法，および，v ）睡眠の予防的親教育が現実に即していて，かつ，効果的であると考えられる．足達らが4か月児健診を受診した203組の親子を対象に，小冊子を配布する簡単な教育を行う介入試験を行ったところ，介入した親子に深刻な夜泣きの増加はなかったと報告している[4]．

発達障害と夜泣き

　発達障害のなかでも，自閉症スペクトラム障害（autism spectrum disorder：ASD）は，睡眠障害を高頻度で合併する．生まれてから幼児期まで，2時間以上まとめて寝たことがない，というケースもまれではない．注意欠如・多動症（attention deficit/hyperactivity disorder：ADHD）でも合併することが多い．

　サーカディアン関連遺伝子発現の違い，メラトニン分泌の異常，感覚の過敏性など，発達障害の発症病態に深く関連して睡眠障害が生じる．

　睡眠不足は，実行機能障害を起こし，負の感情を引き起こしやすく，不安を増強させ，感情コントロールが不良となり，攻撃的行動が増える．つまり，睡眠障害がさらに脳機能障害を増悪させる．睡眠障害の程度と問題行動が比例することも報告されているため，発達障害児においてはとくに早期に睡眠障害をみつけ，治療が必要である．

　入眠障害の治療としては，メラトニンやメラトニン受容体作動薬であるラメルテオン（ロゼレム®）が有効であることが多い．また，内因性メラトニン分泌を促進させるため，日中の光に当たることを指導したり，高照度光療法を行う．入眠が改善しても，中途覚醒が残存する場合，少量のリスペリドン，アリピプラゾール（エビリファイ®）が有効であることが多い[5]．

まとめ

　睡眠の大切さを保護者に理解してもらうのは，子育て支援をする関係者の大切な役目である．夜泣きが，「子育て上のちょっとしたトラブル」ではなく，「治療しなければならない疾患」であると捉え，保護者のサポートをあらゆる方面から行っていくことが必要である．

- 睡眠のサイクルは年齢によって成長する．
- 睡眠の乱れは脳の成長や健康に悪影響を与えるため，乳幼児期に概日リズムをつくることが大切．
- 夜泣き予防には，まずは赤ちゃんがよく眠れる環境をつくること．
- 治療としては保護者同伴の消去法と睡眠の予防的親教育が効果的．
- 発達障害児の不眠は，薬物療法も含めた積極的な治療が必要．

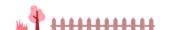

参考文献

1) 一般社団法人日本赤ちゃん学協会（編），三池輝久，上野有理，小西行郎（著）：赤ちゃん学で理解する乳児の発達と保育第1巻―睡眠・食事・生活の基本．中央法規出版，東京，2016．
2) Mindell JA, Kuhn B, Lewin DS, et al：Behavioral treatment of bedtime problems and night wakings in infants and young children. Sleep, 29 (10)：1236-1276, 2006.
3) 羽山順子，津田 彰：小児の睡眠問題に対する行動科学的アプローチ．久留米大学心理学研究，(10)：150-158，2011．
4) 足達淑子：乳児期から睡眠習慣形成：4か月児の親への簡単な教育．チャイルドヘルス，20 (10)：741-743，2017．
5) 毛利育子：発達障害と睡眠障害．小児内科，49 (8)：1158-1161，2017．

（原木真名）

 ## 1人親家庭への対応③

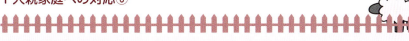

赤ちゃんを受容できない

（以下，主に保健師の記録である）

　母は30歳，店員．妊娠届に父の名前の記入がない．リスク妊婦チェックリストで"相談相手がいない．赤ちゃん受容ができない"ことがわかった．産婦人科医院からも，「妊娠7か月時，妊娠中絶手術を希望して来院したが，手術不可能を伝え，出産することになった．母に対する支えがない」と連絡があった．保健師は家庭訪問を拒否されたが，病院受診回数を増やし，支援した．

　陣痛が始まったときは，母1人でタクシーで入院し，女児Aを出産．直後，分娩台上で抱っこさせたが無表情だった．母子同室としたが，哺乳時，母はAをみないで，テレビばかりみている．抱っこも，話しかけもしない．

　2日目，Aの手背と母の乳房に黒マジックによる×の落書きがいくつもあった．看護師が理由を聞くと「別に！」というのみだった．

　Aへの接し方，沐浴も何とかできだし，祖母の迎えで8日目（12月26日）退院した．

　退院2日目，雪の降る御用納めの日だった．保健師が電話で沐浴はできているか聞くと，退院してから1度も沐浴をしていないという．保健師は「今日は寒いので1人でお湯に入れると，風邪をひくといけないから，入れないように．今から行くから」といってすぐ家庭訪問をし，沐浴をした．最初無表情だった母も，保健師の手伝いをしだした．祖母は隣室に閉じこもり，保健師の話しかけに返事もしなかった．家には着替えがほとんどなく，後日他児の母へ保健師が働きかけ，衣服を寄付してもらった．

　保健師はその後毎日家庭訪問をし，「Aは可愛い．上手に育てている」とほめ，母とともに沐浴をした．祖母も徐々に話に応じるようになった．

　産後2週目，産婦人科医院で筆者が診察し，Aのいろいろな反応をみせ，接し方などを説明した．「Aを産んでよかった」といった．

　産後3週目より，抱っこ，目を合わせての話しかけ，沐浴が上手にできだし，「可愛い」といいだした．家庭訪問は週1回にした．

　1か月目頃より，保健師に徐々につらかったことを話すようになった．

Ⅳ 忘れちゃいけない親のケア

　母は「2歳で父親と離別し，母親によく怒られ，叩かれた．甘えた思い出がない」という．夫のことは一切話さなかった．

　4か月目，突然に「妊娠1年ほど前，私は交通死亡事故を起こした」とボソッと話した（街灯もない田舎道で夜に泥酔者が道路に寝ていたらしい）．保健師は驚くと同時に，激しい苦しみを感じ，「大変だったね！」と一言だけいった．"他人を死亡させた自分は，母になる資格がない．お前は生まれてくるべきではなかった"という気持ちが，乳房と赤ちゃんの手背に対する落書き×になったのではないかと思った．10〜15分沈黙し，2人で涙を流した．

　その後，母，祖母ともに元気になり，定期的家庭訪問は中止した．健診時，育児相談日には必ず母，祖母同伴でAを連れてきた．母，祖母ともに，保健師にAのこと，そのほかのこと，何でもよく話した．

　Aが2歳になると，母はAを保育園に預けて働き，Aは母・祖母に十分甘えて元気に通園している．

　なお筆者は病院スタッフ，保健師に対してスーパービジョンを行った．

(考 察)

　母は「乳児揺さぶられ症候群」など虐待をしてしまう危険性があったが，病院スタッフや保健師の温かい間主観的支援で防ぐことができた．

　母は信頼関係ができた保健師に，自らつらかったことを話し，激しいトラウマ表象を整理し，癒した．保健師の温かい支えで，安定した，温かい心の母に生まれ変わり，子ども受容ができだした．

　（症例に関しては一部修正を加えています）

　　　　　　　　　　　　　　　　　　　　　　　　　　　　　　　　　　　（澤田 敬）

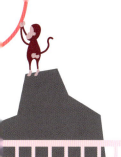
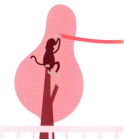

機能不全家族への対応

はじめに

機能不全家族の解釈はいろいろあると思われる．本項では「子どもの心に何らかのトラウマを残す危険性のある家族関係」として，乳幼児期の親子関係を主に考えてみる．

乳幼児を育てている父母（本項では主に母を扱う）の子育ての基本は知識ではなく，「この子に恵まれてよかった」，「可愛い！」という感性である．機能不全家族は"「可愛い」という感性で子育てを楽しめない家族"ともいえる．

親子関係

1 表　象[1]

表象とは生まれたときからいろいろ経験したこと，感じたことを，知識でなく身体感覚として，染み込むように心に取り込んでできた心のなかの物語をいい，その物語集が表象世界である．

母は気持ちがわが子に集中すると，そのときの気分にあった母自身の子ども時代の表象が無意識のうちに浮上し，子ども時代の母親を自分に取り入れ，子どもに接する．子ども時代に虐待を受けた母は子どもを虐待する危険性がある（世代間伝達）．

2 間主観性[2]

間主観性とはお互いの仕草，言動から相手の心を感じ合う，非言語的な心の響き合い，非言語的コミュニケーションのことである．

母子は新生児期から間主観的相互作用をもっている．母は赤ちゃんの姿をみて，お腹がすいている，眠くなっている，おむつが汚れているなど赤ちゃんの心を感じる．赤ちゃんはお母さんが泣きたい気分で子育てしていると激しく泣くことがよくある．

機能不全家族内で育つ子ども

親の混乱が強いとき，虐待が起こる危険性が高い（**表4-5**）．子どもの意思を無視しての，早期学習塾，スポーツ塾，習いごとは虐待とはいえないが，子どもとのよい心の響き合いができにくく，心のすれ違いによるマイクロ・トラウマになり，癒されず

173

表4-5 機能不全家族の心の混乱

今の混乱	精神障害，若年，家族内不和，被ドメスティック・バイオレンス（DV），アルコール依存症，ギャンブル依存症，望まない妊娠・子ども，貧困，子ども・家族の病気，職場・隣近所との不和，相談相手がいない，手のかかる子どもなど
過去の混乱	子ども時代の被虐待，間主観的子育て・甘え子育てをされていない*，赤ちゃんに接したことがない，ままごと遊び・お人形遊びをしていない
未来への混乱	家の跡取りを育てるなど過酷な夢を課せられている

＊：甘え子育てをされていない母は筆者らの調査で約9％いた

に累積すると精神的被虐待のようになる．

以上の結果，種々の心身症，学業不振，非行などに陥ったり，軽度自閉症，注意欠如・多動症様症状を表すこともある．

子どものトラウマ治療

① 甘え療法（抱っこ，おんぶ，添い寝，一緒入浴，一緒遊び療法）[3]

子どもは母に激しく甘える．母もうるさいと思いながらも，抵抗なく甘えを受け入れている．「どうして甘えるのか」，「なぜ甘えを受容するのか」といわれても，言葉では説明できない．母子とも非意識的に起こる自然な行動であり，よい気分になる．甘えは非言語的コミュニケーション，間主観性の世界である．子どもは母に甘えることで，信頼感，安定型愛着関係をつくり，心の安全基地をより強くつくる．

心に混乱が起こりいろいろな症状を表す子どもは，何歳になっても，全面的に受け入れてくれる養育者に出会うと，0～3歳に逆戻りをし，甘える．甘えを受容してもらい養育者の愛情を感じ，心が満たされると，混乱した心は，温かく安定した心に育ち直り，トラウマは癒され，症状は消える．

わがままがひどいときは，抱きしめてしつけをする．そっと後ろに回り，肘の高さで抱きしめる．向き合って抱きしめると顔をひっかかれることがあり，肩の高さで抱きしめると噛みつかれる危険性がある．抱きしめることにより「どのような悪いことをしても，お母さんにとっては大切な，可愛い子どもだから，あなたを捨てることはできない」と教えることになる．叩く，怒鳴る，無視する，「お母さんの子ではない！お外に捨てる！」など切り捨て育児はしない[4]．スマートフォンによるしつけは，心の響き合いがないため，トラウマになる危険性がある．

甘えることで養育者，子どもともに満たされると，子どもの混乱した表象世界は，安定した表象世界に置き換わり，心のなかに安定した温かい母親像をつくる．養育者も癒される．甘え療法は養育者の間主観的感性，受容的な心があって初めて成り立つ．

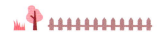

機能不全家庭の母支援

子育て混乱を起こしている母は，過去の，現在の，未来への，何らかの心の混乱を抱えている．その混乱を探りながら支援することが大切である．

1 子どもを介しての母支援

子どもに気をとられている母は，自分の子ども時代の表象が浮上し，子ども時代に逆戻りをする．信頼できる，何でも気楽に話せる人 (医師，心理士，看護師，保健師，保育士，幼稚園教諭など) が支援者になり，子どものよい点をほめると，母もわが子が可愛くなる．母は子ども時代の表象が浮上しているため，子どもの明るく，活発な心を間主観的に自分の心のなかに取り込み，自分の辛かった子ども表象を，楽しく安定した子ども表象に置き換え，子どもを温かく受容できるようになる．

また母に対して，気楽に親子で参加でき，自分のことを何でも話せる母親の集まりを紹介する (子育て支援センター，保育園，幼稚園など)．母同士が楽しく雑談し，支え合うことができる．子どもが楽しく遊んでいる姿をみて，母は子どもの可愛さを感じ，子どもの明るく，楽しい心を自分の心に取り込み，子どもを受容できるようになる．

2 間主観的親支援

母に子育てテクニックを指導するよりも，「この子に恵まれてよかった！ 可愛い！」という感性を育てることが大切である．間主観的支援で母のレジリエンス (つらいことを乗り越える力) も強くなる．

ボストン変化プロセス研究会は，「治療には，心の整理ができ，安定した心境になれる解釈 (母の心の混乱の整理をする) が大切だが，どのような素晴らしい解釈をしても，治療者との真摯な信頼関係がないと，あまり効果がない．解釈が不十分でも真摯な信頼関係があればそれなりの効果がある．治療の失敗は，多くの場合，「解釈のせいではなく，この信頼関係がもてていないためである」といっており[5]，治療には解釈を超えた"something more"があるといっている．

"something more"とは，混乱を起こしている患者と支援者間の温かい心の響き合い，間主観的相互作用ではないかと思われる．

ｉ）同一化・共感

母の立場に自分を置き，母の心を感じてみる．「もし自分だったら……」，「もし家の子どもだったら……」などである．

ii）holding（ほっとした雰囲気で包み込む）[6]

　混乱した母は乳幼児期，今までに母親・父親にholdingされて育てられていない場合が多い．何でも気楽に話ができるホッとした雰囲気をつくる．心のよい響き合い（間主観的相互作用）である．日常の何でもない話，お化粧，衣服，買い物などの雑談をし，信頼関係をつくる．温かい雰囲気をつくり，母の混乱はどこからきているか（表象世界）を探る．母の子育て方法のよい点，子どものよい点をほめる．

iii）間主観的感性，支援者自身の表象世界をよく知る

　つらいなかを生き延びてきた母は，人の心を見抜く力（間主観的感性）が磨かれており，支援者の心はすぐ見抜かれる．「あ！　お母さんが来てくれた！　よかった！」と，受け入れの心があれば，母はその心を感じ，全面的信頼を寄せる．「嫌なお母さんがまた来た！」という，拒否的心があると，母はその心を感じ，反感をもたれる．

　支援者は，自分自身の心のなか（表象世界）をよく探り，心の整理をする必要がある．混乱した母が，支援者のペースに乗って，落ち着くかどうかは，母自身の問題ではなく，支援者の間主観的感性，受容的な心にかかっている．

iv）母子に感謝

　「自分を相談相手に選んでくれてありがとう」という気持ちが大切である[7]．

　機能不全家族の母から「人間とは何か？　家族のあり方とは？」を学ぶ．筆者は激しい虐待を受けながらも必死に生き延び，虐待しながらも「このままではこの子を殺します．助けてください」という母，その母にしがみつく子どもから人間としての生き方を教えられた．

　ⅰ）～ⅳ）が間主観的かかわりの基本である．

v）"something more"，"温かい信頼関係"とは ─間主観的支援─

　専門的解釈ができなくても，「子ども時代の何かつらいことを，解決しないままで抱えているのではないか（被虐待など）？」，「今つらいことを抱えているのではないか（被DVなど）？」，「何とかしなくてはいけない．心を開いてほしい」と思いながら，母にそっと寄り添い，優しさ，温かさ，熱意，真心で，そのときの気持ちにピッタリと合った共感的対応，いつまでも途切れないholdingをする．支援者の心は間主観的に母に響く．

　母が"いつも自分の気持ちがよくわかってくれ，どのような話でも聞いてくれ，どこまでも見捨てないで，温かく見守ってくれる人がいる（職種は問わない）"と感じるように支える．熱心な優しい支援者は，自分では気づいていないが，皆やっていることである．

　母は温かく受け止めてもらった経験がほとんどないため，支援者に全面的な信頼を置くようになる．母は自ら心を開いて今までのつらかったことを話しだす．「誰にも話したくないつらいことは，信頼できる誰かに聞いてもらいたい」ことである．

　相づちを打ちながら，傾聴を続けることで，母自らつらかったことを吐き出す．話

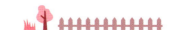

機能不全家族への対応

を聞いてもらうことで，気楽になり，心を整理し，混乱していた表象世界(トラウマ表象)は，安定した表象世界へと変化し，安定して子どもを温かく受け入れられる母に成長する．

支援者は，赤ちゃんを育てている母親役をし，相談に来た母は赤ちゃんの役目をしていると思われ，母の赤ちゃん時代からの育て直しが大切である．

間主観的支援は関連機関が十分に連携し，母が身近に感じ，信頼している人(看護師，助産師，保健師，保育士等)が中心になり，支援をすることが大切だと思われる．

❸ 間主観的解釈

医師，心理士が治療として気になる項目についてたずねるとき，まず上記のような間主観的支援をし，母との信頼関係を確立する(間主観的holding)．信頼関係ができると，心を傷つけないように，「子ども時代甘えん坊でしたか．お父さん，お母さんはどのような人でしたか」，「ご主人は子どもの相手をしてくれますか」のようにそれとなく子ども時代のこと，今のことを聞く．被虐待，DV被害など強いトラウマについては単刀直入には聞かない．信頼関係ができると母はつらかったことを話しだす．母の行動，心の動きと，トラウマとの関係を納得できるように説明する．その際，指導，説教はしない．温かい，間主観的支援をする．

> 温かい支援：母の安定した表象が浮上する．安定し，落ち着いてくる．
> 指導・説教：怒られたという気分になり，母のトラウマ表象が浮上する．虐待などが激しくなる危険性がある．

話が聞けた場合には，「よく話してくれました」，「つらいなかよくがんばってきました．よく非行に走らなかった．よく生き延びてきました．偉かった」と，同一化・共感しながら傾聴することで，母の心は安定する．言語的コミュニケーションだと，話をしているときだけかかわりをもっていることになるが，間主観的かかわり，非言語的コミュニケーションだと，側にいるだけで，秒単位で心のやりとりをすることとなり，間主観的相互作用が非常に影響する．母が自分の過去，現在のつらかったことを他人事のように，小説でも読んでいるように，淡々と話せるようになれば，心の整理ができている．感情的に話すときはまだ解決されていない．

子ども部屋のお化け

孤独な母親のもと，子どもが激しく泣き，かき回す行動をとると，母親の子ども時代の，過去，現在の未解決な心理的葛藤(トラウマ表象)が非意識的に浮かび上がり，子どもがお化けになって襲いかかってくるような恐怖感を感じる．この場合，虐待が

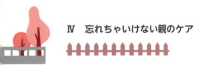

発生しやすく死亡につながる危険性がある．この現象が「子ども部屋のお化け」であり[8]，世代間伝達現象である．

子ども部屋のお化けの代表的現象が「乳児揺さぶられ症候群（shaken baby syndrome：SBS）」である．子どもの激しい泣き声を聞くと，自分が子ども時代虐待を受け，泣いていたトラウマ表象，今の泣き叫びたい大混乱表象が浮上して訳がわからなくなり，「泣くな！」と激しく揺すり，硬膜下出血を起こす虐待である．妊婦教室，母親教室では，「赤ちゃんを激しく揺さぶらないように！ どうしても泣きやまなくて，腹が立ったときは，赤ちゃんを安全な所に寝させ，その場を少し離れ，まず自分をリラックスさせるように」と説明することで多くは予防できるといわれている．しかしこのような指導のみでは完全予防はできない．間主観的支援，間主観的解釈により，母のトラウマ表象を整理し，癒さなければならない．

ドメスティック・バイオレンス（DV）

子どもの前での父母の喧嘩，暴言，暴力は子どもにとって精神的虐待になる．子どもが眠っているとき，いないときのDVでも，母が一日中，混乱した心になると，その母の心が子どもに響き，子どもも母と同様に心の混乱を起こし，精神的被虐待同様になる．甘え療法ができるように母を温かく支えることが大切である．

DVをする父の多くは子ども時代母親への甘えで満たされていない．結婚後母に母親転移を起こし甘える．子どもが生まれ，母が子どもの世話を一生懸命すると，やきもちが起こり，母に対するDVが起こり，子どもへの虐待になることもある．母の混乱した心が間主観的に子どもに響き，赤ちゃんが激しく泣いたり，幼児がすごくお利口になることがある．「お母さんが上手に育てているから，お母さんの心を感じ，お母さんに代わって泣いている」，「お母さんの心を察して，お利口にお手伝いをしている」など，子どもの行動の意味を説明し，「この子がお母さんを一番応援している」ということを母に説明すると，母は子どもに勇気づけられ，元気になる．もちろん弁護士との連携も大切である．離婚をするかどうかは母自身に決断してもらっている．

父の心の治療も大切だが，非常に難しい．

貧　困

家庭の貧困がわかった場合には，まず要保護児童対策協議会，保健師，福祉関係者，弁護士などと連絡をとり，貧困問題を解決する．貧困を抱えている機能不全家族では，トラウマ表象をもっている母も多い．貧困解決のため，優しさ，真心をもって必死に取り組むことで，その心が父母に響き，間主観的支援となり，トラウマ表象が

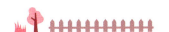

癒されることも多い．筆者は，真心で，一生懸命取り組む優しい女性弁護士が，心の治療もしてくれた事例を数例みてきた．

精神障害

父母に精神障害がある場合には精神病院，小児科医，保健師，精神福祉士など多種の職種が助け合い，できるだけ母子分離をしないように，出産前から間主観的母支援を綿密に行う．関連機関の連携した間主観的かかわりで，上手に子育てしている統合失調症母親例を経験している．症状が激しいときは，躊躇せず児童相談所に相談することとする．

まとめ

機能不全家族への支援の基本は，関連機関の十分な連携による間主観的支援である．

参考文献

1) D. N. スターン（著），馬場禮子，青木紀久代（訳）：親-乳幼児心理療法―母性のコンステレーション，岩崎学術出版社，東京，2000.
2) B・ビービー，S・ノブローチ，J・ラスティン，他（著），丸太俊彦（監訳），貞安 元，吾妻 壮，濱田庸子，他（訳）：乳児研究から大人の精神療法へ―間主観性さまざま，岩崎学術出版社，東京，2008.
3) 澤田 敬：あまえ療法―関係性障害の治療．小児心身症研究，13：3-14, 2005.
4) J. Richer：Holding-a brief guide for parents. 1992.
（Richerが子育て相談時に母親に配布した資料．私的に提供を受けた）
5) ボストン変化プロセス研究会（著），丸田俊彦（訳）：解釈を超えて―サイコセラピーにおける治療的変化プロセス，岩崎学術出版社，東京，2011.
6) D. W. ウィニコット（著），牛島定信（訳）：情緒発達の精神分析理論．岩崎学術出版社，東京，1977.
7) D. J. ウェザーストン（著）．渡辺久子（訳）：その子のことをいつも思い続ける．FOUR WINDS乳幼児精神保健学会誌．5：36-43. 2012.
8) Fraiberg S, Adelson E, Shapiro V：Ghosts in the nursery：A psychoanalytic approach to the problem of impaired infant-mother relationships. J Am Acad Child Psychiatry, 14 (3)：387-421. 1975.

〈澤田 敬〉

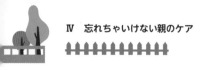

コラム 1人親家庭への対応④
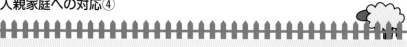

子どもの世話ができない

　母23歳，男児B，1歳11か月（以下，園長の記録）．

　園長は毎日朝夕園門に立ち，すべての親に声かけをしていた．

　X年4月：2歳のBが入園してきた．毎朝定刻に，母とともに登園していた．Bは無表情で，母に甘えない．落ち着きがなく，よく泣いた．保育士全員で甘えの受容をした．毎朝，身体の汚れ，汚れたオムツの着用がみられ，朝食を摂ってこない．園で入浴や着替えをし，食事を与えた．母1人の子育ての大変さをねぎらった．毎日通園するが，園の行事は必ず母子ともに欠席した．母は無表情で自分から話さない．園長は雑談をし，母子のよい点をほめた．拒否的な態度はないが，横を向き，視線をそらしたままで，つくり笑いをし，返事をするのみだった．

　X年12月：寒い日，家庭訪問すると暖房器具もない暗い家のなかに母子はいた．関係機関と連絡をとることで，生活保護の受給につなげることができ，母は喜んでいた．

　朝夕の送迎時，母は園長の傍にいる時間が長くなり，表情も緩やかになってきた．話しかけるとつらい生い立ちの話をするようになった．

　「母親はアルコール依存症だった．私は自宅浴室で生まれたと聞いている．母親は産後精神科入院となり，3歳まで乳児院で育てられた．乳児院退院後，母親からよく怒鳴られ，叩かれた．トラック運転手の父親は優しかったが，小学生のとき離別した．今は母親とのかかわりもない．中学校卒業後就職して，夫とは出会い系サイトで知り合った．会ったその日から同棲し，入籍，長男Bを出産した．この後，夫のDV，女性問題があり離婚をした」

　X＋1年2月：Bの着替えがなく園便りで呼びかけ，衣服などを寄付してもらった．母は送迎時，園長からの話しかけを待つことが多くなり，笑顔も多くなった．

　X＋1年4～6月：母の体格の変化より，妊娠の疑いが起こった．母は強く否定したものの，説得して保健師同伴で産科受診した．予定日6月末とわかった．母は「昨年9月元夫が突然訪ねてきた．その後夫からは全く連絡がない．夫に対する期待も失望もなく何も考える気がしなかった．何とかなると思った」といった．

　6月初日，定刻に来ないため電話をすると，朝方自宅で出産したという．駆けつけると血液，胎脂がついた裸体の赤ちゃんが泣いていた．臍帯は家庭用の糸で結び，鋏で切断をしていた．母は血の気の失せた，無表情な顔で周りを片づけていたが，園長の顔をみると，「先生！」といって，ホッとした顔になった．畳は大きく血痕を拭き取った跡があった．おとなしくしていたBは，園長の顔をみるとその周りを走り回った．園長とともに救急車で病院へいき，母子ともに元気になった．赤ちゃんGは乳児院へ入院した．

　X＋1年9月：毎日園長の側に来て，話しかけられるのを待った．今までのつらかったことを繰り返して話した．

　X＋2年3月：一度も行事に参加しなかったが，2年目に初めてバス遠足に参加した．後日母親から初めての手紙が届き，「団体行動は苦手だったが，みんなで行って楽しいと

思えたのは 13 年ぶりでした」と書かれていた．園長と向かい合って，笑顔で自分からいろいろ話すようになった．Bの甘えも受容ができだした．

X＋3 年 3 月：母に園長の退職を伝え，「みんなにお願いしているから，これからのことは何も心配しなくていい」と説明した．母は突然に「先生がお母さんだったらよかったのに！」と子どものように園長にしがみついてきた．園長はそのとっさの行動に驚くとともに，回した手の強さに胸が痛んだ．「よくがんばってきたね！」と母を抱きしめた．2 人で涙を流した．後日手紙が来た．「自分のつらい生い立ちを話したのは，先生が初めてで，今まで誰にも話したことがなかった」と書かれていた．

X＋3 年 10 月：園長が運動会を見学に行った．母は喜び，「いつも先生のことを思い出す」といった．母はBの親子競技にも参加した．ときどき乳児院にいって，赤ちゃんGと遊んでいるという．

X＋5 年 5 月：Gを引き取ったと，連絡があった．家庭訪問をすると，母は喜んだ．B，Gは仲良く遊んでいた．

X＋8 年 10 月：小学生Bの運動会を園長が見学に行くと母は喜んだ．「あのとき助けてもらわなければ，自分はどのようになっていたかわからない」といった．

現在母はGを保育園に，Bを学童保育に預けて働いている．

なお筆者は保育士に対してスーパービジョンを行った．

(考　察)

子ども時代虐待を受け，Bにネグレクト状態だった母に対して，保育園職員全員が間主観的支援を行った．Bには家庭でできないことを，園で補い，甘え受容をした．

対人関係がうまくいかなかった母に対して，園長は間主観的支援をした．妊娠，自宅出産に対しても優しい母親のように母を支えた．母は園長の温かい心を感じ，園長への信頼関係はますます強くなり，自分の被虐待体験，つらかった夫との関係を話した．園長が傾聴することで，母は自ら過去のトラウマについて整理ができ，Bの甘え受容ができるようになり，園の行事にも参加できるようになった．

母は浴槽で生まれ，自らも自宅で出産した．世代間伝達である．

母は園長に母親転移を起こし，園長も逆転移を起こして，母は生まれ変わりをした．母と園長が陰性転移，陰性逆転移に陥らなかったのは，園長の心のなかに"早く自立してほしい"という願望がずっとあり，それが間主観的に母に伝わり，園長を，どこまでも温かく支えてくれる母親として内在化したためと思われる．

（症例に関しては一部修正を加えています）

（澤田　敬）

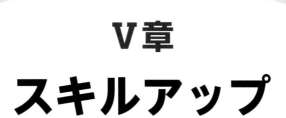

V章
スキルアップ

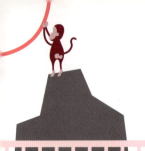
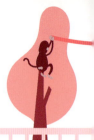

乳幼児健診の質をあげる取り組みの実践例

はじめに

　筆者が乳幼児健診にかかわることになったきっかけは知り合いの子どもが健診後に受けた不利益を，ほかの子どもに味わってほしくなかったため，市の医師会理事時代に，保健センターの職員に健診を改善しませんかと働きかけたことである．現在の所沢市の健診は、健診に従事してくれている先生たちや健診に携わる市の職員，10か月児健診を公約とした元市長などのおかげで運営されていることを，感謝の念を込めて最初にお断り申し上げる．健診の質の向上には，①健診医の技術，知識を高めることと，②健診システムの改良の2つがあり，いずれも車の両輪のように大切である．所沢市でわれわれが行っていることが，ほかの地域で少しでも役立てば幸いである．

以前の健診状況

　所沢市の2011年までの健診の状況を振り返りたい．市の乳幼児健診は，3か月児健診，1歳6か月児健診，3歳児健診の3つで，いずれも集団健診として保健センターで行っていた．診察する医師は，小児科医，日頃子どもを診る内科医，産婦人科医を中心にした開業医が，医療機関が忙しい月曜と休診の多い木曜を除く火曜・水曜・金曜の午後に参加していた．各健診は月に2回ずつあり，時間は13時半～15時まで，1回につき100～150人の子どもが健診を受けていた．乳幼児1人にかける時間は，呼び込みから診察と説明までで2～3分程度しかなかった．これだけの人数の乳幼児が大会場に集まり，着替えて計測を受けた後，列に並び，3ないし4人の医師の診察を受ける．会場は騒がしく健診医は心雑音を聴取することも困難であり，診察結果を母に大声で話していた．診察して問題がある場合や，精査治療が必要であるが，まだ未治療の児を診たときには精査依頼書を記載する．ただし，健診医が精査依頼書の返事を後日みることはあまりなかった．また健診終了後の反省会はなかった．参加した当時の筆者の気持ちとしては，「医師会員の義務として参加しているが，騒音のなかで慌ただしく多数の児を短時間に診ていくことが強要されている．異常を指摘して精査依頼しても結果を知らされず，健診に参加する意義が見出せない状態」として，不満が募っており，健診のシステムを変えて質を向上させることが必要と考えるようになった．行動を起こすきっかけとなった最大の出来事は，3か月児健診で母親が「股関節が硬い」と訴えていたにもかかわらず見逃され，当院を風邪で受

診した 7 か月時に異常を認め，小児専門病院に紹介したところ，そこで先天性股関節脱臼（発育性股関節形成不全）と診断され，長期間の治療が必要になったことである．担当した健診医の技術の問題というだけではなく，健診システムを変えていく必要を感じた．

健診システムの改善

　筆者は 2010 年 4 月に医師会の理事となり，市の担当者と協議を重ね，翌 2011 年 7 月に「所沢市乳幼児健診等検討会議」を開催した．検討会議を開いて初めて，筆者は集団健診が発達の遅れをみつけるだけではなく，虐待を発見する場になっていることを知った．ただし，深刻な虐待事例では，集団健診に参加しないことが多いため，事件を予防する効果に限界もあることがわかった．検討会議の結果，①乳児期後半に 10 か月児健診を新たに個別健診として設けること，② 3 か月児健診では定頸できない児も多いことから，実施時期を 1 か月後にして 4 か月児健診と変更すること，③乳幼児健診の質を向上させるための乳幼児健診講習会を定期的に開催すること，④保健センター，参加医師の代表，歯科医師の代表による乳幼児健診等検討委員会を設けて問題点を話し合うことが決まった．

　4 か月児健診（旧 3 か月児健診）では，健診日を増やして，1 回あたりの健診受診者数を 80 人程度に減らした．さらに 1 回の健診に参加する医師数を増やした．それにより乳児 1 人あたりに十分な診察時間をかけることができるようになった．以前は，参加医師は健診終了後にあわただしく各クリニックに戻る必要があったが，時間に余裕を設けることで，保健師と健診医が集まり，お茶をすすりながら，15 分程度の反省会・検討会を開くことができるようになった．この会では，健診でみつかったさまざまな異常所見やフォローが必要な事項を話し合ったり，保健師に情報提供したり，虐待に至らないものの育児環境に問題があり，地域保健師による見守りが必要な例の報告や申し送り，対応策の協議をしている．ほかの健診医が上手に異常児をみつけ出すのを知ることは，自分の診察方法を見直すよい機会となっている．

　健診を受ける保護者の立場でみると，1 か月に 2 回であった健診日が 3 回に増加したことにより，都合のよい日に変更することができるようになった．これまで参加していた小児科医の出務回数の増加を防ぐために，新たに近隣の病院小児科医にも健診に参加していただくようにお願いして協力を得ている．

　医療機関を紹介した例については，紹介先からの返書を，紹介した健診医にすみやかに閲覧していただき，経過や専門医による診断を知ることができるようにしている．それにより，各健診医のスキルアップにもつながっている．

　健診を 3 か月でなく 4 か月としたことで，定頸できている児の割合が 95％以上に増え，定頸未獲得としてフォローアップ健診に回る例が減った．そのため真の運動発

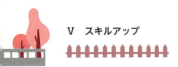

V スキルアップ

達遅滞や低緊張例をみつけることがより容易になっている．当初，先天性股関節脱臼（発育性股関節形成不全）の発見時期が遅れるという懸念があったが，6 年経過した 2018 年現在では問題になっていない．

乳幼児健診講習会

　乳幼児健診の講習会は，市の予算が必要なこともあり，当初は市の担当者は医師個人の努力義務として実現困難としぶっていたが，健診医の質を向上させる必要性を理解していただき，2012 年 3 月から予算をとって年に 2 回行っている．これまでの講習会のテーマは以下のとおりである．

1. 4 か月健診の実際
2. 10 か月健診の実際
3. 1 歳 6 か月健診の実際
4. 3 歳健診の実際
5. 発達障害について
6. 健診でみつかる整形外科疾患
7. 健診と小児アレルギー とくに食物アレルギーについて
8. 健診でみられる小児皮膚疾患
9. 小児科以外の先生のための乳幼児健診で注意することの要点
10. 健診でみられる小児眼科疾患
11. 健診で注意すべき小児外科疾患
12. 乳幼児健診に係る全ての医療従事者にご理解いただきたい外陰部診察のコツ
13. 小児難聴の早期発見のために

　健診医のみならず保健師，助産師など乳幼児にかかわるさまざまな職種の参加がありいずれも盛会であった．今後も乳幼児健診に関連する項目を選び講習会を開く予定である．こうした講習会では，実際の健診手技を具体的に学ぶことができ，日頃の健診や乳幼児診察で感じている疑問点について，忌憚なく質問することができている．健診に参加する医師や保健師が，各領域の専門家より最新の知識を得ることができるよう工夫している．

健診会場の整備

　以前の集団健診は，前述のように大きな会場に 3〜4 個の机を並べて各健診医が診察を行っていた．列で並びながら泣く子どもの声や計測時の雑音，保護者たちの雑

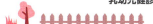

談で健診会場は騒がしく，落ち着いて育児の悩みや病気の話ができる環境ではなかった．そこで各健診医の診察をパーティションで区切り，距離をとることで静かな環境を実現した．保護者も安心して健診医に相談することができるようになった．これらは予算もかからず，すぐに実現可能である．

今後目指すべき方向性について

　乳幼児健診が苦手な医師は，4 か月児健診を避け 3 歳児健診への参加を好む傾向があるように思う．しかし，実際に健診の難しさがあるのは，自閉症スペクトラム障害をみつけたい 3 歳児健診である．3 歳児健診の質の向上するために，診察の時間を十分とれるようにすることや，健診環境の整備（歩行観察や言葉の発達をみることができるスペースや道具を備えること）が必要である．少人数の子どもたちを集めて遊ぶ様子を観察することも有用であると思う．いろいろな職種の観察者が同じ幼児をみて意見を出し合うことは見逃しを減らす手段であり，集団健診ならではの利点であると思う．また 1 歳 6 か月児健診は人見知りなどで泣いている子どもも多い．かかりつけ医で個別に発達と身体診察について健診し，その結果を保健センターに持参して，そのほかの健診項目を行う「半個別半集団健診」のようなことも検討してもよいと思われる．いずれの健診も**集団健診で行うなら，健診後の反省会・検討会は健診の質の向上や参加する医師のやる気を高めるために必須と考える．**

おわりに

　健診の質の向上にとって一番大切なことは，**現在の乳幼児健診に満足せず，常に質を高めるよう努力すること**である．健診は未完成な医学分野であり，地域ごとに抱える事情が異なるため，正しい方法が 1 つではない．各地域で工夫して運営していく必要がある．乳幼児健診は一見地味な診療であるかもしれないが，基本的で必要不可欠な育児支援である．乳幼児健診は，大学での講義数も限られ，卒後教育の機会も少ない．しかし，月齢（年齢）により身体所見のとり方が異なり，発達への理解が要求されるのが乳幼児健診である．健診医は小児科全般の知識に加えて，眼科，整形外科，皮膚科，小児外科，泌尿器科，脳外科など，広範囲な領域をカバーする必要があり，継続的な学習を要する．よって**健診の主催者は，講習会や健診後の反省会で各医師の技能知識の向上を図る機会を設ける必要がある．**さらに，**健診会場の環境整備や診察時間を十分とれるように配慮した健診システムを構築して，そのうえで生じる問題点を積極的に改善することが大切である．**

（小林 治）

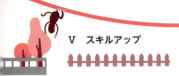

Ⅴ　スキルアップ

 健診余話①

乳幼児健診の会場

　1963 年，筆者が大学病院の小児科に入局した年は，第 2 次ベビーブーム（1971 〜 1974 年）に向けて出産ラッシュが続き，年間の出生数は 2016 年の出生数 97 万人の 1.7 倍に当たる 166 万人だった．したがってどの健診会場も想像を絶する混雑状態だった．入局後の 1 年間は，まずは健常児を知ることが第一とあって，近隣の区の健診事業に臨時に駆り出された．小さな会場には親子 200 組あまりがひしめき合い，大喧騒のなかで計測が始まり，その同じ場所で多数の親子に囲まれながら打聴診を行った．当然のことながら胸に聴診器を当てても何も聞こえてこないし，何のための健診かわからないうちに終わってしまった．2000 年頃から各地に保健センターができ始め，私も医師会の理事として所沢市の保健センター建設計画の一員を務め，使い勝手のよい会場設計に取り組んだ．まず待合室を広めにとり，受付を通り予審コーナーを過ぎると，広い脱衣室がありその周りに歯科健診のブースを置き，次に間仕切りで隔離された診察室を 5 ヵ所つくり，大人数が来ても静かな環境で診察や相談ができるように設計した．さらに反時計回りに進むと総合判定室，栄養相談室を通って最初の待合室に戻るようになっている．平均して毎回 130 組の親子が受診するがトラブルもなくスムーズな人の流れになっている．

〈時松 昭〉

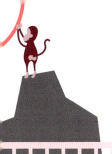
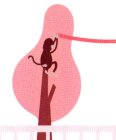

役立つ臨床遺伝学の知識

はじめに

　乳幼児健診では"成長"と"発達"に加え"奇形・形態異常"がチェックされる．奇形症候群患者の多くは乳幼児健診から就学時健診にかけて成長発達の指摘を受ける．症状の具体的な判断が難しいと感じても"顔貌が気にかかる"などの紹介で発達フォローアップとして小児科につなげるメリットは大きい．この"何か気になる"顔貌や様子の本態は疾患の特徴となる複数の小奇形と患者特有の醸し出すものであり，"ゲシュタルト"と表現される．

　本項では前半で奇形とその背景となる染色体異常，遺伝子異常，とくに妊娠と染色体異常の関係について述べる．また性染色体の機能と構造や伴性遺伝についても記載した．最後に乳幼児の遺伝病の診断が家族の健康に資する例を提示した．

　医療従事者にとって染色体や遺伝子の変異が身近にあると理解され，診療の助けになれば幸いである．奇形についての詳細と，染色体異常についての取り扱いは文献1，2）を参照いただきたい．

形態異常，いわゆる奇形の診かた

　健診でみるほとんどの奇形は小奇形である．奇形は「大奇形」と「小奇形」に分けると考えやすい．大奇形は主要臓器にみられる生命維持にかかわり，また日常生活において大きな障害となる奇形である．主に，循環器系，尿路系，生殖器系，消化器系，中枢神経系にみられる．小奇形は生存に支障のない形態異常であり，健常者にも一定頻度でみられ誰でも2〜3の小奇形は有する．とくに，手足，顔，耳など体の末端など複雑な形態部位でみられる．

　ダウン症などを例に大奇形と小奇形を**表5-1**にまとめた．

奇形症候群，染色体異常の診断と奇形

　専門医療機関における確定診断例をもとに基礎疾患の診断に至りやすい奇形の組み合わせを**図5-1**に示す．"重複する大奇形"，"多発小奇形おおむね4個以上"，"大奇形と小奇形の組み合わせ"は診断率が高い．また"成長障害"や"発達遅滞"は各々を大奇形1つとみなす．

V スキルアップ

表 5-1 疾患にみられる大奇形と小奇形

疾　患	頻　度	原　因	大奇形	小奇形・ほかの所見
ダウン症	1：1,000	過剰21番染色体	心奇形 消化管奇形	内眼角贅皮 瞼裂斜上 第1～2足指の乖離 粗な軟部組織 ざらついた皮膚
22q11.2欠失症候群	1：5,000	22番染色体 長腕11.2領域欠失	心奇形，大血管奇形 口蓋裂 免疫不全	狭い瞼裂 瞼裂斜下 小さな鼻翼 薄い人中 小さな口
ヌーナン症候群と類縁疾患	1：1000 またはそれ以上	RAF-MAP kinase 遺伝子変異	心奇形，心筋症 成長障害	大きな頭蓋 後頭部毛髪線低位 色　黒 薄い眉 縮れた頭髪 眼瞼下垂 瞼裂斜下

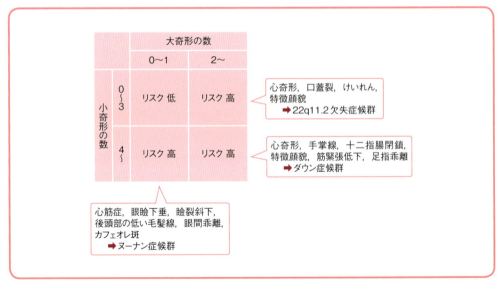

図 5-1 基礎疾患がみつかりやすい奇形の組み合わせ

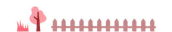

役立つ臨床遺伝学の知識

表 5-2　染色体上の遺伝子数

	塩基対	遺伝子数
21番染色体	40,000,000	400
18番染色体	70,000,000	600
13番染色体	110,000,000	800
X染色体	150,000,000	1,400
Y染色体	50,000,000	200

減数分裂と遺伝子・染色体異常

　細胞核内の常染色体および常染色体上の遺伝子は父母由来の2つ，つまり1対存在する．

　神経線維腫症1型（NF1）や軟骨無形成症（ACH）などの優性遺伝病でも一定頻度で健常な両親から罹患者が生まれる．これは配偶子形成，減数分裂時の突然変異による*de novo*の遺伝子変異が原因である．また，転座などの染色体構造異常やトリソミーなどの数的異常も第一減数分裂の姉妹染色分体の交差や第一や第二減数分裂の染色体分離の異常が関与する．

　余談になるが21トリソミーが長期生存可能か考察する．常染色体では21番染色体は最も遺伝子の少ない染色体である．ついで18番染色体，13番染色体の順に遺伝子の数は増える．またその順序でトリソミーの出生頻度は減る．21トリソミーは長期生存可能な唯一の常染色体トリソミーである（表5-2）．

妊娠出産と染色体異常

　妊娠初期は"不安定な時期"といわれるが染色体異常に伴う流産も多く，出生後では観察できない致死的な染色体異常も含まれる．ダウン症の出生頻度は1：1,000であるが，21トリソミーの受精卵が出生に至る確率は数％以下であり多くは流産となる．計算上では受精卵での21トリソミーの頻度は1：20程度と出生頻度を大きく上回る．受精卵の全染色体異常は50％ともいわれ，配偶子の異常染色体は高率にみられる．出生時の染色体異常が大きく減る背景には，異常染色体をもつ受精卵や胎児の流産が背景にある（図5-2）．

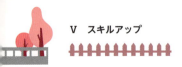

Ⅴ　スキルアップ

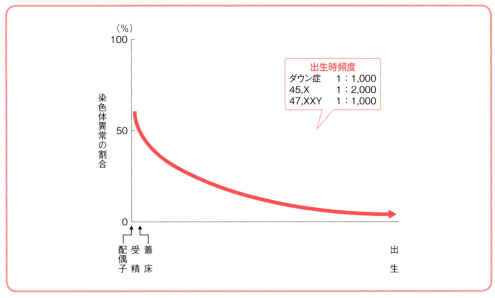

図 5-2　受精から出生までの染色体異常の頻度

性染色体の特質とXY染色体にかかわる遺伝病

　X連鎖の遺伝病はよく知られるものが多い．デュシェンヌ型・ベッカー型筋ジストロフィー，色覚異常，血友病，一部の免疫不全病やファブリー病はX連鎖性の遺伝性疾患である．これらの共通点は女性の場合は軽症例となるか無症候性の保因者となることである．

　X染色体は常染色体と同じく生命維持に必要な多くの遺伝子をもつが，Y染色体に存在する遺伝子は性分化と精子機能にかかわるものの生命維持に必要ない．

❶　X，Y染色体の固有の領域と偽常染色体領域

　減数分裂時に常染色体は相同染色体同士が対合する．一方，性染色体は女性の場合はX染色体を2本もつのでX染色体同士が対合するが，男性はX染色体1本とY染色体各1本であり，第一減数分裂ではX染色体とY染色体が"両端でのみ対合"しその短い範囲内で交差も生じる．X，Y染色体は両端部以外では遺伝子を含め塩基配列が全く異なり対合は生じない．X染色体とY染色体の対合を生じる端部は相同性があり，減数分裂ではそこだけ常染色体のように振る舞うため"偽常染色体領域"と呼ばれる特殊な領域である．

❷ 女性におけるX染色体の不活化

男性は1本のX染色体で生命が維持できる．一方，女性は男性に比べて過剰なX染色体をもつ．つまり女性は"過剰な"X染色体の抑制機能としてX不活化をもつ．女性の体細胞では2本のX染色体のうち片方は，ほとんどの遺伝子のプロモーター領域でメチル化が生じ，遺伝子の発現抑制，つまり不活化が生じている．X染色体不活化は胚発生初期にランダムに生じる．

❸ Y染色体の役割

Y染色体の働きは男性化と，精子の成熟である．代表的な遺伝子は，男性化はY染

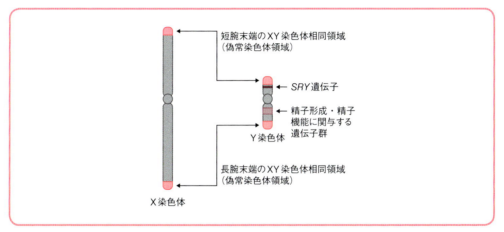

図 5-3 性染色体の構造
X，Y各染色体の固有領域と，偽常染色体領域．

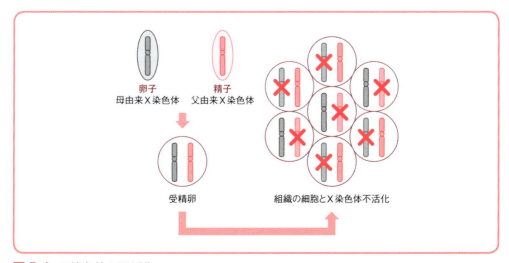

図 5-4 X染色体の不活化

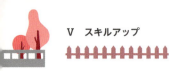

Ⅴ　スキルアップ

色体短腕にある*SRY*遺伝子と長腕に多数存在する精子機能にかかわる遺伝子群である．つまりY染色体は生命維持に必須ではない．

X連鎖の遺伝病は優性，劣性ともに男性罹患者では女性患者に比べ重症化，致死的になる理由は男性患者が変異遺伝子しかもたないからである．家系内の女性はX連鎖の変異遺伝子をもっても，もう1つのX染色体上の相同遺伝子が機能するため，軽症化や保因者となる（図5-3, 4）．

乳幼児健診と家族の健康

親子が優性遺伝病の患者である場合，時として子が先に診断される偶然を契機に親の罹患が判明する場合がある（表5-3）．

❶ 筋強直性ジストロフィー

筋強直性ジストロフィー（DM1）をはじめとするトリプレットリピート病は常染色体優性遺伝であるが，次世代に伝わるとリピートが伸長し若年発症，重症化がみられ

表 5-3　世代をさかのぼり診断される疾患

筋強直性ジストロフィー	トリプレット（3塩基）の伸長による表現促進現象
3塩基の繰り返し配列の異常な伸長により遺伝子の作用が変化する疾患概念．本疾患では19番染色体長腕13領域の*DMPK*遺伝子変異による．正常ストップコドンの下流のCTGリピート配列の伸長が原因．同じ家系内で遺伝すると下の世代ではリピートが長くなり親世代に比べて早期発症かつ重症化することが多い．筋強直性ジストロフィーは親世代が社会生活を行っていても子が罹患すると胎児期より胎動や筋力が弱いいわゆる先天性筋ジストロフィーとなることも少なくない．先天性の場合はゆっくりと筋力が改善することが多い．また一般的な成人期の筋強直性ジストロフィーでは筋力低下に加え内分泌疾患や白内障が好発するため，定期的なフォローアップが望ましい．	
色素失調症	X連鎖優性遺伝，男性致死，臓器ごとの不活化の度合いで症状の差
X染色体上の*IKBKG*遺伝子の変異，多くはエクソン4～10の欠失により生じる疾患．変異・欠失により転写因子NF-κBシグナル低下を招くが，転写因子とはさまざまな遺伝子の発現制御に関与するため，機能障害によって多彩な臨床像を呈する．新生児期の皮膚病変が特徴的である．鮮紅色の隆起病変でとくに四肢で神経支配に沿う．この線状病変はX染色体不活化を意味する．特徴的な病変は生後数週から退色し褐色となり目立たなくなる．思春期ではほぼ確認不可能となる．診断時には家族歴，とくに母，血縁女性の流産歴や既往歴が重要である．皮膚病変は罹患女性本人も知り得ないことがあり家族の協力が得られると早期診断に至りやすい．母子例がよくみられることから日常生活に支障のない罹患者も多く，予後は網膜病変と中枢神経病変，けいれんなどで左右される．	
結節性硬化症	複雑な作用をもつmTOR活性の変化による多様な症状
責任遺伝子は多くの場合，*TSC1*か*TSC2*である．これらは複合体を形成しmTOR酵素活性を変化させる．mTORは多くの代謝物質に作用するため罹患者によって症状や発症時期が異なる．遺伝形式は常染色体優性であるが症状は多因子疾患のような振る舞いをする．同一変異をもつはずの家系内でも罹患者ごとに症状が異なる．また年齢により罹患臓器が異なる．小児，とくに乳幼児ではけいれん，てんかん，中枢神経系腫瘍や自然寛解が期待できる心臓横紋筋肉腫などに注意を要する．一方，成人期では呼吸障害や腎血管筋脂肪腫が知られる．とくに生命予後にかかわるのは腎腫瘍からの出血である．	

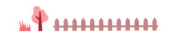

る．これを表現促進現象という．典型例は先天性筋ジストロフィーであるが，親世代よりも子の診断が先行することがよくみられる．

2 色素失調症

色素失調症（IP）はX連鎖優性，男性致死の疾患であるが，罹患母が未診断の場合がある．乳児期の線状皮膚病変は罹患者ほぼ全員にみられるが，本人に伝えられていないこともある．成人罹患が判明した場合は一見健常な女性であっても告知することが望ましい．妊娠した場合に男児の半分は流産し女児の半数は罹患すること，また予想される病像，症状の幅などを情報提供できることが望ましい．

3 結節性硬化症

一般的な優性遺伝病である結節性硬化症（TS）も親が軽症で子は神経症状が主体の場合，子が先に診断されることがしばしばある．TSは成人期と小児期の問題点が異なり診療科も違うことが多く，家系内でも情報共有されていない場合がある．TSは同一家系でも罹患者によって症状や重症度がさまざまである．DM1やIPに比べTSはありふれたメカニズムの遺伝病と思われるが，転写因子やシグナル伝達系の遺伝病は症状の多彩さに注意が必要である．

4 遺伝情報

遺伝情報は家系，血族内で共有されるが時に思いもよらぬ結果を家族にもたらす．時に知らない権利も主張されるが，告知されたとき，されなかったときのデメリットを複数の職種や家族を交え考えなければならない難しさがある．

おわりに

乳幼児健診に焦点を当て"奇形"，"遺伝性疾患"，"遺伝子・染色体"について述べた．奇形は自然軽快するものではなく，スクリーニングの場である健診で気がついたときは次回再検に持ち越すよりもしかるべき医療機関にフォローを依頼することが受診者のメリットになると思う．

参考文献に遺伝，遺伝子疾患の学習に役立つ図書をあげる．文献1）は臨床遺伝学の基礎を端的に学ぶために，文献2）は臨床場面での知識のまとめとして，文献3）は遺伝医学の基本から専門分野で活用できる知識の習得のために，適宜参照してもらいたい．

参考文献

1) 日本小児遺伝学会：国際基準に基づく小奇形アトラス
   http://plaza.umin.ac.jp/p-genet/atlas/

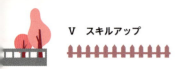

Ⅴ　スキルアップ

2) 日本人類遺伝学会：染色体異常をみつけたら
http://cytogen.jp/index/index.html
3) 新川詔夫，太田 亨：遺伝医学への招待，第 5 版，南江堂，東京，2014.
4) 福嶋義光 (監), 櫻井晃洋 (編)：遺伝カウンセリングマニュアル，第 3 版，南江堂，東京，2016.
5) 福嶋義光 (監訳)：トンプソン&トンプソン遺伝医学，第 2 版，メディカル・サイエンス・インターナショナル，東京，2017.
6) 梶井 正，黒木良和，新川詔夫 (監)，成富研二，福嶋義光 (編集顧問)，大橋博文，岡本伸彦，黒澤健司，他 (編)：新 先天奇形症候群アトラス，第 2 版，南江堂，東京，2015.
7) Firth HV, Hurst JA：Oxford Desk Reference：Clinical Genetics and Genomics, Second Edition, Oxford University Press, Oxford, 2017.

（坂爪 悟）

 健診余話②

健診内容の充実

　乳幼児健診といってもいろんなケースがある．各自治体による定期の健診のほかに保育園，幼稚園や種々の施設での健診がある．

　市の健診会場の充実が一段落すると，次は健診の内容が問題になる．所沢市医師会の理事には必ず 1 名以上の小児科医が在席する習わしがあるので，理事の交代のたびに新任者がいろんなアイデアを積み重ねてきた．とくにこの数年は担当理事の熱意もあって，まず健診医のスキルアップを図るため小児科医のみならず他科の医師や市の担当者にも呼びかけ，内外部から講師を招聘して健診のための学習の機会を積み重ねてきた．健診時には「様子をみましょう」は禁句とし，何日後に再度受診を促すか，主治医や専門医へ紹介状を出すことにし，問題事項をうやむやにしないようにしている．さらに 90 分の健診の後には医師，保健師，栄養士を含めた市のスタッフも同じテーブルを囲み，当日受診した問題のある児の検討を行い，主治医との連携や自治体のフォローにつなげる道すじを話し合っている．このようなフィードバックを行ってこそ健診事業が生き，疾患の早期発見とともに，誤診やとりこぼしの撲滅につなげている．

（時松 昭）

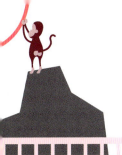
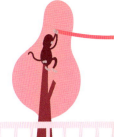

予防接種と乳幼児健診

はじめに

乳幼児健診で必ずしていただきたいことが，予防接種の必要性を伝えることと予防接種歴の確認である．1か月児健診や1歳6か月児，3歳児健診は受診率が高く，接種率を上げるためにも健診医からの声がけをお願いしたい．

予防接種の目的

「ワクチンで防げる疾患はワクチンで防ぐ」という世界的な考え方が日本で定着してきた．ワクチンを使って予防接種を行うその目的は，感染症にかからないようにするためである．個々人や次世代の健康を守り，感染症そのものを制圧，根絶し社会を守るためでもある．

保育園に入る入らないにかかわらず，母親からの移行抗体が薄れてくる月齢2～3か月から順に，ワクチンによる抵抗力をつけることが望ましい．

定期接種と任意接種

定期接種と任意接種という分類が日本にだけ存在する．定期接種は予防接種法に基づくもので，以下のA類とB類の疾病に分けられる．

- A類疾病：四種混合（ジフテリア，百日咳，破傷風，ポリオ），BCG，麻疹，風疹，MR（麻疹，風疹混合），日本脳炎，二種混合（ジフテリア，破傷風），Hib感染症，小児の肺炎球菌感染症，ヒトパピローマウイルス感染症，水痘，B型肝炎＊
- B類疾病：高齢者の季節性インフルエンザ，高齢者の肺炎球菌感染症

A類疾病には努力義務が課せられるので，定められた期間に接種を受けた場合は原則無料（全額公費負担）だが，B類疾病には努力義務が課せられていないので市町村の助成がなければ窓口での支払いが生じる．

＊：2016年10月より定期接種となったB型肝炎（HB）ワクチンは，1歳に至るまでの期間限定である．また母子感染予防のスケジュールと違うことに注意が必要である．

Ⅴ スキルアップ

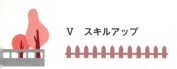 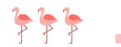

任意接種とは定期接種以外のワクチンのことである．市町村の助成がなければ窓口での支払いが生じる．そのため接種率が低いことが問題となっている．任意接種によるワクチンにはおたふくかぜ，ロタウイルス感染症，A型肝炎，インフルエンザ，4価髄膜炎菌（2歳から），狂犬病，不活化ポリオなどがある．

1 健康被害の補償

ワクチンの接種によって健康被害が生じた場合，定期接種は国の審査委員会で審議，認定を受け補償されるが，任意接種は医薬品医療機器総合機構に申請し，認定会で審議され，認定を受け補償される．その金額にかなり差がある．

2 接種法，スケジュール (表5-4)

0歳代のスケジュールは非常に過密している．そのため，同時接種することで効率よく接種できるように指導すべきである．同時接種は医師がとくに必要と認めた場合は可能で，日本小児科学会は同時接種は必要な医療行為だとしている．乳幼児の場合，BCG以外は上腕外側（三角筋中央部・上腕後外部）と大腿前外側が接種部位としてよ

表5-4 予防接種スケジュール

種類		生直後	6週	2か月	3か月	4か月	5か月	6か月	7か月	8か月	9〜11か月	12〜15か月	16〜17か月	18〜23か月	2歳	3歳	4歳	5歳
インフルエンザ菌b型(Hib)	不活化			①	②	③						④						
肺炎球菌(PCV)	不活化			①	②	③						④						
B型肝炎(HBV) ユニバーサル	不活化			①	②					③								
B型肝炎(HBV) 母子感染予防 健康保険での接種時期	不活化	①	②					③										
ロタウイルス 1価ロタリックス®	生			①	②													
ロタウイルス 5価ロタテック®	生			①	②	③												
四種混合(DPT-IPV)	不活化				①	②		③				④		(7.5歳まで)				
BCG	生						①											
麻疹・風疹(MR)	生											①						②
水痘	生											①	②					
おたふくかぜ	生											①					②	
日本脳炎	不活化			*1					①②				③		(7.5歳まで)			
インフルエンザ	不活化								毎年(10月, 11月などに)①②									

定期接種の推奨期間 ／ 任意接種の推奨期間 ／ 定期接種の可能な期間 ／ 任意接種の可能な期間

＊1：日本小児科学会が日本脳炎罹患リスクの高い者に対して生後6か月から開始することを推奨している．

（日本小児科学会が推奨する予防接種スケジュール，文献2）より引用改変）

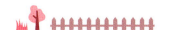

く使われ，髄膜炎菌ワクチン以外は皮下接種が一般的である．1回に受けるワクチンの数には制限がない．要するに，日本で認可された「定期」，「任意」，「生ワクチン」，「不活化ワクチン」などの種類にかかわらず，すべて同時接種できるということだ．

異なるワクチンを接種する場合，生ワクチンは接種後27日以上，月曜日に接種したら4週間後の月曜日以降から接種可能である．不活化ワクチンは6日以上あける必要があり，月曜日に接種したら翌週の月曜日から接種可能となる．BCG以外のワクチンはすべて複数回接種が必要である．一定の間隔をあけて，2～3回接種し，確実に免疫をつけるためにさらに追加接種が必要となる．同じ種類のワクチンを複数回接種する場合は，ワクチンによって接種間隔が定められているので注意が必要である．

ワクチンには副反応がある．確実な副反応と可能性が考えられる副反応（接種と関連が否定できない副反応）とがある．しかし，病気を防ぐ利益と副反応の存在とのバランスを常に考え，保護者に理解してもらえるように接種を勧めていただきたい．

各 論

各健診時期に予防接種が開始されているか，未接種ワクチンがないか，接種回数不足はないか，終了しているかを確認する．スケジュールどおりが理想だが，接種漏れに気がついた時点で接種開始されれば問題ないことが多く，最初からやり直さなければならないことはほとんどない．健診医から予防接種を促す「忘れてますよ」などの一言が大切だ．健診が行政などの医療期間で行われる場合，任意接種のワクチンを紹介されない場合が多いことから，健診医からの周知が望まれる．

1　1か月児健診

生後2か月からワクチンデビューできるように，医師からだけでなく，スタッフ一同でその必要性を指導する貴重な機会である．ロタウイルスワクチン（以下，ロタ），Hibワクチン（インフルエンザ菌b型，以下，Hib），肺炎球菌ワクチン（以下，PCV），B型肝炎ワクチン（以下，HB）からスタートできること，すべてのワクチンを同時接種することで，来院による負担を軽減できるメリットがあり，感染症にかかりやすくなる生後半年までに効率よく免疫をつけられることを伝えていただきたい．

ロタには2種類あり，副反応の観点から低月齢時より開始が望まれるが，初回内服は生後14週と6日までに開始したいワクチンである．このワクチンは生後6週から開始できるが，スケジュールの煩雑さからくる医療側のミスも軽減されるので，筆者は生後2か月時に4種類同時接種するスケジュールを勧めている．内服後1週間は下血に注意を促すことが重要だ．

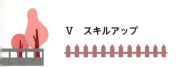

❷ 3〜4か月児健診

ロタ，Hib，PCV，HB，四種混合（ジフテリア，百日咳，破傷風，ポリオ，以下，DPT-IPV）のワクチン接種が開始されているかを確認する．

1価ロタリックス®は2回目を生後24週までに，5価ロタテック®は3回目は32週までに接種を終了しなくてはならず，注意が必要である．

❸ 6〜7か月児健診

ロタ2〜3回，Hib 3回，PCV 3回，HB 2回，DPT-IPV 3回，BCGが終了しているかを確認する．

任意接種であるロタのうち1価ロタリックス®は不足していても再接種は副作用の観点から勧められない．5価ロタテック®は，3回終了していなければ，あと1回は接種可能となるが，接種期限内に接種可能であるか注意が必要である．

日本脳炎ワクチン（以下，日脳）は生後6か月からの接種が勧められるようになった．

❹ 10〜12か月児健診

ロタ2〜3回，Hib 3回，PCV 3回，HB 3回，DPT-IPV 3回，BCG，日脳1〜2回が終了しているかを確認する．

HBの追加接種の確認を．ロタは接種漏れがあっても副反応の観点から勧められない．お誕生日にMRワクチン（麻疹・風疹混合，以下，MR）を接種させるための意識を高めておくために，この時期に次に接種すべき大切な予防接種があることを，保護者に指導することが重要である．

❺ 1歳

1歳のお誕生日にMRワクチンを！ MR，水痘ワクチン（以下，水痘），おたふくかぜワクチン（以下，おたふく）の3本同時接種とともにHib，PCVの追加接種を加えて5本同時接種することもできる．ただし，Hibは最終接種から7か月以上，PCVは最終接種から60日以上の間隔があいているかを確認することが必要である．また，DPT-IPVは緊急性がない場合は3回目終了後，約1年あけて追加接種することが望まれる．周囲での百日咳の流行，海外渡航・赴任・留学など緊急性がある場合には6か月以上あけ，HB，日脳，インフルエンザワクチンなどとともにすべて同時接種可能である．

❻ 1歳6か月児健診

Hib 4回，PCV 4回，HB 3回，DPT-IPV 3〜4回，BCG，日脳2回，MR，水痘，おたふくは終了しているかを確認する．

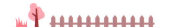

おたふく以外はすべて定期接種である．水痘の2回目のスケジュールは現在6か月の間隔が勧められているが流行がある場合などは3か月の間隔で接種も可能である．唯一3歳未満までの期間限定ワクチンであるので2回接種できるよう保護者に指導する．日脳の3回目となる追加接種は約1年の間隔で接種時期となる．

❼ 3歳児健診

Hib 4回，PCV 4回，HB 3回，DPT-IPV 4回，BCG，日脳3回，MR 1回，水痘2回，おたふく1〜2回は終了しているかを確認する．

定期接種期限を越えてしまったものは任意接種としての扱いとなる．

HB，水痘は，定期接種期間を過ぎてしまっても決められた接種回数が必要なワクチンである．その意義を説明し，接種漏れがあることを伝えるだけでも保護者の行動につなげられる．不活化単独ポリオワクチン（IPV）は，4歳以降に追加接種をする先進国が多く，定期接種化が待ち望まれる．

❽ 5歳児健診

Hib 4回，PCV 4回，HB 3回，DPT-IPV 4回，BCG，日脳3回，MR 1〜2回，水痘2回，おたふく1〜2回は終了しているかを確認する．

小学校就学前1年間の年長児は，MR 2回目の確認が重要である．また，水痘2回目，おたふく2回目の接種の確認も必要である．

水痘，おたふくの未接種児には，市町村の助成がある場合は勧めやすいが，助成がない場合は自己負担となる．しかし小学校という社会に入るのであるから，必要であることを伝え，予防接種をしてから入学できるよう指導をしていただきたい．

近年，ワクチン接種回数不足による影響で学童から成人の百日咳が増え問題になっており，4〜6歳時にDPT（三種混合・トリビック）ワクチンを積極的に（任意）接種している先生方もおられる．

接種を躊躇する家族をみかけたら

罹患してしまってからでは遅いのである．自分のお子さんの命だけでなく，集団免疫効果に影響を及ぼす脅威となることを認識させたい．われわれは免疫不全などの基礎疾患をもつ児やトランジションを迎える子ども達の健康を守るために，感染症を制圧するための予防接種の必要性を啓発していかなくてはならない．

V　スキルアップ

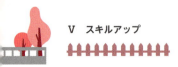

おわりに

　集団健診の場合でも医師が母子手帳を確認し，直接指導することでより確実な指導となるが，保健師，助産師，看護師，事務職も，共通認識のもと指導できる体制が望まれる．ワクチンギャップが解消されつつある日本は，毎年，定期接種が増え，喜ばしい反面，煩雑となり指導しにくい現状がある．**表 5-4**の予防接種スケジュール表を皆で共有し，子どもを感染症から守るために活用していただきたい．

参考文献

1) 尾内一信（指導）：保健指導者のための子どもの感染症と予防接種の手引き，第4版，母子保健事業団，東京，2014．
2) 五十嵐 隆（編）：別冊「医学のあゆみ」小児用ワクチンUpdate 2015，医歯薬出版，東京，2014．
3) 五十嵐 隆（総編集），渡辺 博（専門編集）：小児科臨床ピクシス4 予防接種 全訂新版，中山書店，東京，2014．

（細部千晴）

 健診余話③

施設での健診の結果をどうフィードバックするか

　保護者が同席しない保育園，幼稚園などでの健診を行った場合，その結果を保護者にどのようにフィードバックするかが重要になる．筆者が実践していることは，健診の前日までにあらかじめ家族に「家族から；医師から」と印刷されたアンケート票を渡して質問事項を書いてもらい，健診に同席している担任の保育士とも話題を共有して診察を始める．その結果を簡単な質問には書面で，少し込み入ったものは担任の保育士や看護師に，もっと詳しく説明が必要ならば夜にでも筆者に直接電話をしてもらう．

　熱海市では定期健診のほかに乳幼児相談の会が月2回開催され平均して毎回20組の親子が予約なしに集まってくる．筆者もボランティアとして参加しているが計測が終わると各職種の者が親子を挟んで話し合う．乳幼児の少ない自治体だからこそできる事業だと思う．

（時松 昭）

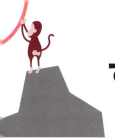

すでに診断されている健康問題をもった子ども，親への対応

はじめに

　乳幼児健診に従事するスタッフは，①成長・発達を含めた健康状態の評価，②疾病の有無の診断，③疾病の予防，④健康増進，⑤育児相談・指導を職務と考え，関連する知識，技術を学び執務しているはずである．ところが，健診の場に，すでに診断されている疾患をもちケアを受けている児が訪れることがある．「すでに診断されているので，介入は不要である」，「すでに構築されている医師・患者関係には介入しないほうがよい」などの判断がされやすく，とくに関係者が疾病内容についての知識や経験が乏しいとその傾向は強くなりがちである．

　しかし，子どもがヘルスケアシステムに訪れたときには，どの子どもも，①苦痛の除去，②障害の除去・軽減，③行動変容，④救命，⑤心のサポート，⑥救急の願い，⑦成長・発達の確保，⑧子どもの権利保護を基本的に願望としてもっている[1]．健やか親子21の活動(p.2参照)，アメリカのBright Futures[2]からみても，疾病の診断よりも健康問題とその課題について子ども自身および家族へ支援することが大きな目標になっていることを考えると，それに準じた乳幼児と親への対応が重要であることを理解しておかねばならない．

　一見，独自の事業のようにみえる新生児訪問に始まる各定期健康診査で課題があった場合には，次の健診で情報を利用できるシステムになってきている．だから，「すでに診断されている健康問題をもつ子ども」は，月齢・年齢が長じるに従って頻度を増し，個々のケースの診断内容，受けているケア内容などについての情報も豊富になる．健診事業の効果を上げるには，かかわるスタッフが得た情報を当該対象者の権利を確保しながらいかに有効にほかの職種と共有し活用するかが問われることになる．各職種のスタッフはほかの職種との連携を深めて効果を上げるべく努力をすることを基本姿勢にしていかなければならない．

どのようにしてすでにもっている健康問題を把握するか

　診療であれば既往歴，現病歴に相当する部分を得るのは，他職種により聞き取り記録された用紙や母子健康手帳をみることに始まる．そこからさらに問診で内容を深める（**表5-5**に例を示す）．

V スキルアップ

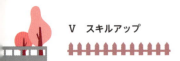

表 5-5 特別なヘルスケアが必要である可能性があるかどうかの問診例

① 妊娠中の切迫早産，胎児仮死，前期破水などの異常の有無
② 妊娠何週で分娩したか，低体重出生時であったか，新生児期の入院期間と入院理由
③ 子宮内でのアルコール，不正薬物の曝露の有無，妊娠中の薬物使用歴
④ 子宮内感染症の可能性とその病原体
⑤ 成長発達のマイルストーンの通過経過
⑥ 保育園，幼稚園での生活状況，ほかの子どもとのかかわり方
⑦ 誰が食事を用意し，入浴を行っているか
⑧ 睡眠のパターン
⑨ 家族のためにレスパイトケアが必要か否か
⑩ 年長児ではトイレトレーニングの状況
⑪ 両親にとって育てにくさがあるか，その程度
⑫ 両親以外に子育て支援があるか，必要か
⑬ 家族内に育てにくい者がいるか
⑭ 両親以外に子育てに対して経済的支援者がいるか，必要か

　子ども自身の健康問題は，①身体的，②発達上，③心理・精神的，④行動のいずれかに分類できる．疾病が症候群であれば1つの病名でも健康問題は複数になる．各健康問題について5W1Hを確認し，把握する．家族のヘルスリテラシーを知り，さらに増進を図ることはケアの内容を向上するうえでも重要なので[3]，ティーチバック（TeachBack），アスクミー3（Ask Me 3）と呼ばれるテクニックを使う．つまり何と指導されているかを聞き出して理解度を確認する．当該児に一番の課題は何か，児には何をする必要があるか，それをすることはなぜ重要なのか，などをたずねるのがよい．両親だけでなく，同居家族，場合によっては祖父母が児の健康問題をいかにとらえているか，問題の理解，必要なケア，受けているケアへの満足度，不安の有無，あればその内容などを連れてきた人に共感を示しながら評価を加えないで把握し，サポートを望むことがあればその内容も把握し記録する．
　次に重要なのは，その健康問題を両親がそれぞれに受容しているか否か，親が精神的に安定しているかどうかを知ることである．身体的問題であっても，心疾患などの内臓の器質的疾患であれば，異常を理解して適切なケアを得るべく両親は協力して行動をとりやすい．つまり受容しているが，やがては消失するはずの母斑などでも外部からみえる異常についてはなかなか受容していない場合がある．先天性疾患，遺伝性疾患，遺伝子異常の場合に，しばしば母親が自罰的になったり，ほかの配偶者に他罰的になったりして受容できないだけでなく家庭内の諍いになっていることさえある．健康問題の②〜④は日常的に実感できるので，受容がしにくく育児の困難さを訴え，親が不安やうつ状態に陥っている頻度が高い．子どもに特別なヘルスケア（special health care needs：SHCN）が必要であると判断したら同時に親にも何らかの支援

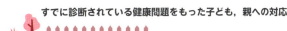

が必要である．健診票にSHCNと記号化したりして多職種に伝えるようにするのも一案である．集団健診で医師が診察をする場が，オープンスペースで会話がほかの外来者に聞こえるようなときは，詳細は別の場所を用意するなど配慮をすることも必要である．

所見の把握

ある程度，情報を把握したら実際に診察を行う．健診は基本的にスクリーニングの場であるがすでに何らかの健康問題を有する児では，より丁寧に診察をする必要がある．①体重増加不良，②小頭症，③筋の緊張の亢進，低下，麻痺，深部反射の亢進，姿勢反射の異常など神経学的所見の異常，④発達の遅滞，⑤言語発達遅滞，難聴，⑥視覚異常，斜視，眼振，⑦身体奇形は健常児にはみられない所見であるので，その有無を確認する．

SHCNの児では，身体的成長，機能的発達，神経学的所見の評価は必須である．診察医が児の月齢による姿勢反射を評価できる経験が乏しい，または，児の神経学的所見を得る経験が乏しい場合には，集団健診であればその日の最もベテランの医師に対診をしてもらうと所見が確実になり自らも学ぶことができて以後の健診業務の質を上げることになる．

このようにして指摘・診断されていた健康問題に健診所見を加えることにより，疾病としての診断，ケアの計画を立てるための診断，その効果を評価するための診断などを必要とするかどうか，もし必要ならどのようにして行うか，その結果をどのようにして活かすかなどを多職種の間でカンファレンスを行うことが望ましく，もしカンファレンスが行えない事情があれば連絡をとり合って情報を活かす工夫をする必要がある．

また，受けていた医療機関での診断，ケアの内容が必ずしも最適とは限らない．多項目の異常がある場合に症候の一部を捉えて正しい診断に至っていない，代謝異常，内分泌異常などが診断されていないなどのように診断が不確実の場合もある．上気道の狭窄であるのに，喘息などの下部気道狭窄性疾患と誤診されていることも少なくない．既診断名にこだわらずに，自分でも診断をしてみて一致しない場合や，複数の異常をもっている先天性疾患の場合には，臨床遺伝外来の受診を勧める，または，主治医にその必要性の有無をたずねる問い合わせを，「ケアのために必要と考えるので主治医の意見を確認したい」と返書を希望する旨をつけて行う．診断やケアの内容についての介入が必要なこともある．また，ケアの内容についても適正性を欠いていることもある．早産児，先天性疾患，ダウン症候群でパリビズマブ（シナジス®）の注射が定期的に行われているのに予防接種のほうは勧められていない，フォン レックリングハウゼン病と診断されて頭部CTは定期的に検査をされているが腹部臓器について

は検討されていない，脳内移行の強い抗ヒスタミン薬がけいれんをもつ児に使われている，併用禁忌薬が用いられているなどのような薬剤の不適切使用と思われる例もある．単に指摘するだけに終わるとケアの内容の見直し，向上にはつながらないので，主治医宛に文章で意見具申を行うことで功を奏することがある．今までのケアを全面否定するのではなく，よりよいケアを連携により模索するという態度で両親に説明し，理解を得ることが望ましい．

特別なヘルスケアが必要な子どものマネジメント

　複数の問題をもつ場合に臨床遺伝学的視点が疾病の治療としてもケアの企画，実行，効果の評価にも重要であると考えるので連携先として考慮を怠らないようにしたい．診断を明らかにすることにより，ケアの内容，どこで行うことが有用か，医療的ケアのみならず療育が重要な意味をもつこともあり，その確保も重要である．保護者への支援は行政側からの保健師，臨床心理士を介して，支援・医療による治療的介入を可能にする働きかけが必要である．経済的にも支援が必要であり，医療費助成制度には各種の法律に基づく公費負担医療制度（育成医療，養育医療，小児慢性疾病，特定疾患，精神福祉法による通院医療費公費負担，生活保護など）と公費以外の医療費助成制度（高額医療費制度，家族療養付加金制度，重症心身障害医療費助成制度，ひとり親（母子）家族医療費助成制度，乳幼児・子ども医療費助成制度）があるので，その制度の適切な利用を可能にすることを遅滞なく行う努力も必要である．

　子どもには，疾病の専門的ケアを行う医師と，その医師と連携して日常的にケアにかかわる医師の双方が必要であることを保護者に説明して，住居地，通院方法により候補となる医師を紹介する．状況によっては在宅医療，レスパイトの際の医療機関なども紹介し，依頼をする必要がある．乳幼児健診に携わる医師に求められている内容は，多彩であることを認識していただければ幸いである．

参考文献

1) 原 朋邦：臨床医の基本的態度．はじめよう臨床医にできる子育てサポート21, 山中龍宏, 内海裕美, 横田俊一郎（編）, 医学書院, 東京, 18-27, 2002.
2) Hagan JF Jr, Shaw JS, Duncan PM (eds)：Bright Futures：Guidelines for Health Supervision of Infants, Children, and Adolescents, 4th Ed, American Academy of Pediatrics, 2017.
3) Shoue L：Health Literacy. Textbook of Pediatric Care, 2nd Ed, Mclherny TK, Adam HM, Campbell DE, et al (eds), American Academy of Pediatrics, 48-53, 2017.

〈原 朋邦〉

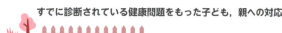

 健診余話④

健診の現場で

　最近，健診時に中高生や看護学校の実習生が，短時間ではあるが会場に見学に来ることが多くなった．折角の機会なので何かを感じ，学んで帰ってほしい．こんな日には少々早めに会場に出かけ，見学者に健診前のオリエンテーションを行っている．漠然と実習の時間を過ごすのではなく，今日は何を学びたいのかを最初に訊いておく．そしてなるべく医師の近くに陣取って，診察中の親子の様子を観察すると同時に，親と医師との間でどのような会話がなされているかを聞いてほしいと伝える．終了後には質問なり感想なりを述べてもらうことにしている．

　40年近く地域で小児科医として仕事をしていると健診会場で思いがけない出会いがある．開業当時赤ん坊だった子どもが，自分の子どもを連れてくることはよくある．しばし昔話をするのも楽しい．小学生の頃診ていた子どもが埼玉県から静岡県に転居し，そこで親となったその子の子どもを診るという奇遇もあった．20数年ぶりに会った母親に「あの愉快なお兄ちゃんはどうしているの？」と訊くと今流行のお笑い芸人であることがわかった．筆者も喜寿を迎えて心身の衰えを感じてクリニックを閉じたが，転居先の市役所に月に2回のペースで出向き，ボランティアの身分ではあるが乳幼児の相談事業のお手伝いをしている．お役に立っているかはわからないが，いつまでも若い親子に会えるだけでも小児科医の幸せな老後だと思っている．

〈時松 昭〉

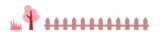

索 引

数字

10〜12か月児健診	52, 91, 93, 200
1か月児健診	36, 90, 93, 199
1歳6か月児健診	61, 91, 93, 127, 200
22q11.2欠失症候群	190
3〜4か月児健診	45, 90, 93, 200
3歳児健診	68, 91, 93, 118, 127, 201
5歳児健診	75, 201

欧文

ADHD (attention deficit/hyperactivity disorder)	72, 76, 78, 79, 80, 95, 97, 170
Allis sign	108, 109
anogenital ratio	134
ASD (autism spectrum disorder)	63, 76, 78, 79, 80, 95, 96, 170
Ask Me 3	204
Click sign	109
DDH (developmental dysplasia of the hip)	49, 106
DV (domestic violence)	160, 174, 177, 178, 180
Graf法	109, 110
ID (intellectual disability)	76, 78, 79, 80, 95, 137
IgE	84, 85
M-CHAT (modified checklist for autism in toddlers)	63
NF1 (neurofibromatosis1)	138
O脚	112
SBS (Shaken baby symdrome)	178
SDQ (strengths and difficulties questionnaire)	78
SHCN (special health care needs)	204, 205, 206
shuffling baby	52, 57, 62
SLD (specific learning disorder)	95, 98
SMA (spinal muscular atrophy)	138
TeachBack	204
treatable ID (intellectual disability)	137
XY染色体	192
X脚	112

あ

亜脱臼	106
アトピー性皮膚炎	24, 84, 87, 88
アナフィラキシー	84
甘え療法	174

い

育児支援	4, 40
育児相談	24, 26, 38
育児不安	19, 45, 50, 156, 157
遺伝子異常	189, 191
遺伝情報	195
遺伝病	189, 192
移動性精巣	146
いびき	124
陰核肥大	133
陰茎長	132, 133, 134
陰唇癒合	146

う

ウェスト症候群	137
う蝕	73, 148, 149
うちわ歩行	112, 113
運動発達	53, 62, 90, 93, 114

え

栄養障害	136

お

嘔吐	42, 93, 143, 144
お座り	54, 62
おむつ	72, 111
おむつ皮膚炎	101

か

外陰部	48, 56
会場の整備	186, 188
外性器異常	131
開排制限	43, 48, 106, 110
灰白色便	42, 142
外反膝	112
カウプ指数	45, 46

209

下肢軸 … 112
下肢の異常 … 111
脚気 … 136
眼科的疾患 … 115
かんしゃく … 65, 72
間主観性 … 160, 166, 172, 173, 174, 175, 176, 181
顔貌 … 56, 189

き
奇形 … 189, 190
機能不全家族 … 173
虐待 … 66, 73, 93, 126, 160, 173, 174, 177, 181
臼蓋形成不全 … 106
丘疹 … 100
挙睾筋反射 … 131
筋強直性ジストロフィー … 194
筋緊張 … 139

け
経口免疫療法 … 87
形態異常 … 189
痙直 … 139
けいれん性疾患 … 137
ゲシュタルト … 189
血管腫 … 102
結節性硬化症 … 137, 194, 195
限局性学習障害 … 95, 98
言語発達 … 52, 79, 121, 126, 129
言語発達障害 … 126
言語表出 … 72, 129
言語理解 … 52, 63, 72, 76, 129
健診票 … 18
健診未受診者 … 9

こ
構音障害 … 124
咬合 … 151
肛門周囲膿瘍 … 146
ゴーシェ病 … 139
股関節脱臼 … 49, 106
固縮 … 139
言葉の遅れ … 126
子ども部屋のお化け … 177
個別健診 … 8, 9, 17, 22
コミュニケーション … 63, 70, 75, 129, 173, 174, 177
混合栄養 … 163
婚前妊娠 … 51

さ
臍炎 … 144
臍肉芽腫 … 145
臍ヘルニア … 48, 56
臍ポリープ … 145
ざ瘡 … 100
産後うつ … 23
産婦健診 … 10

し
視覚検査 … 118
歯科健診 … 148
色素失調症 … 194, 195
事故予防 … 57
システムの改善 … 185
ジストニア … 139
湿疹 … 41, 49, 101, 102
歯肉異常 … 150
耳鼻咽喉科的疾患 … 120
自閉症スペクトラム障害 … 63, 76, 78, 79, 80, 95, 96, 170
集団健診 … 8, 9, 17, 23, 187
小陰茎 … 132
小帯異常 … 150
小児科医がいる割合 … 11
小児がん … 147
食事制限 … 84, 85
食生活 … 26, 27, 29, 32, 65
食物アレルギー … 24, 55, 84
食物経口負荷試験 … 84, 85, 87
視力 … 115
視力検査 … 115, 116, 117, 118, 119
歯列 … 151
脂漏 … 100, 101
痔瘻 … 146
脂漏性湿疹 … 101
神経疾患 … 136
神経線維腫症1型 … 138
神経発達症群 … 95
人工栄養 … 163
人工乳 … 23
心雑音 … 47, 59
新生児ざ瘡 … 100
新生児訪問事業 … 44
身体計測 … 37

210

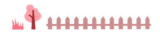

す

睡眠時無呼吸症	124
健やか親子21	2
スタージ・ウェーバー症候群	138
スマートフォン	94

せ

精神障害	179
精神発達	53, 62, 63, 114
性染色体	192, 193
成長曲線	54, 62, 70, 91, 92, 134
成長障害	90, 189
精度管理	3
性分化	133
脊髄性筋萎縮症	138
世代間伝達	181
仙骨部	43
潜在性二分脊椎	43
染色体異常	189, 191, 192
先天性股関節脱臼	49
先天代謝異常症	137

そ

鼠径ヘルニア	56
卒乳	23

た

体重増加	37, 38, 42, 45, 52, 90, 91, 144, 162, 163, 205
大泉門	48, 56
ダウン症	189, 190, 191
抱っこ紐	111
タバコ	41, 64
単純性血管腫	103
胆道閉鎖症	36, 40, 42, 142

ち

地域包括ケア	20
知的能力障害	76, 78, 79, 80, 95, 137
注意欠如・多動症	72, 76, 78, 79, 80, 95, 97, 170
聴力検査	120

つ

追視	46
つかまり立ち	55, 62
つたい歩き	55, 62

て

低位鎖肛	144, 145
定期接種	197
定頸	45, 49, 54
停留精巣	42, 131, 145
鉄欠乏性貧血	55, 56, 58, 89, 105, 135
テレビ	58, 94
てんかん性脳症	137
点頭てんかん	137

と

トイレトレーニング	72
都市部	7
ドメスティック・バイオレンス	160, 174, 177, 178, 180
トラウマ	172, 173, 174, 177
とんび座り	112

な

内反膝	112, 113
喃語	52
難聴	46, 56, 59, 120, 129

に

ニーマンピック病	139
二重抗原曝露仮説	87, 88
乳児血管腫	102, 103
乳児湿疹	102
乳児揺さぶられ症候群	178
乳幼児期自閉症チェックリスト修正版	63
乳幼児健診	
―の意義	2, 3
―の心得	22
―の受診率	8, 14
任意接種	197

ぬ

ヌーナン症候群	190

の

脳性麻痺	139
膿疱	100
ノンレム睡眠	167

は

排尿	72

211

ハイハイ	54, 57, 62	母乳	23, 41, 42, 57, 74, 90, 161
発育性股関節形成不全	49, 106	母斑	102, 103
発達障害	73, 95, 170	―，扁平	103, 104
発達遅滞	189	―，母斑細胞	104
歯		ポンペ病	138
―の形態	152, 153		
―の色調	152, 153	**ま**	
―の本数	58, 152, 153	埋没陰茎	133
パラシュート反応	53, 55		
		み	
ひ		ミトコンドリア病	139
ビオチン欠乏症	136		
引き起こし反射	54	**む**	
鼻呼吸	121	向き癖	109
ビタミンB$_{12}$欠乏症	136		
ビタミンB$_1$欠乏症	136	**も**	
ビタミンK$_2$シロップ	37	蒙古斑	103
1人親家庭	160, 166, 171, 180	モロー反射	45
皮膚科的疾患	100	問診項目	18
鼻閉	42, 121, 123	問題行動	71
表象	173, 174, 175, 176		
貧血	23, 55, 56, 58, 89, 93, 105, 135, 141	**よ**	
貧困	93, 178	ヨード過剰摂取	137
		夜泣き	55, 58, 65, 160, 167, 168, 170
ふ		予防接種	36, 40, 46, 57, 64, 197
フォローアップミルク	91		
副反応	199	**ら**	
腹部腫瘤	56	ランドウ・クレフナー症候群	137
ブックスタート	10		
プラダー・ウィリー症候群	139	**り**	
プロアクティブ療法	24	リーメンビューゲル装具	108, 110
フロッピーインファント	54, 138	離乳食	26, 27, 55, 84, 161, 163
プロバビリティカーブ	85, 86		
		れ	
へ		レム睡眠	167
閉塞性黄疸	42		
へき地	11	**わ**	
便秘	48, 144	ワクチン	197
扁平足	113		
扁平母斑	103, 104		
ほ			
補完食	163, 164		
歩行	62		
―器	63		
ホッピング反応	53, 55		

みんなで取り組む 乳幼児健診　©2018
定価（本体3,200円+税）

2018年9月4日　1版1刷

編　者　原　　朋　邦
　　　　　　　はら　　とも　くに
発行者　株式会社　南　山　堂
　　　　代表者　鈴　木　幹　太

〒113-0034　東京都文京区湯島4丁目1-11
TEL 編集(03)5689-7850・営業(03)5689-7855
振替口座　00110-5-6338

ISBN 978-4-525-28571-5　　Printed in Japan

本書を無断で複写複製することは，著作者および出版社の権利の侵害となります．
JCOPY ＜(社)出版者著作権管理機構 委託出版物＞
本書の無断複写は著作権法上での例外を除き禁じられています．複写される場合は，
そのつど事前に，(社)出版者著作権管理機構（電話 03-3513-6969, FAX 03-3513-6979,
e-mail: info@jcopy.or.jp）の許諾を得てください．

スキャン，デジタルデータ化などの複製行為を無断で行うことは，著作権法上での
限られた例外（私的使用のための複製など）を除き禁じられています．業務目的での
複製行為は使用範囲が内部的であっても違法となり，また私的使用のためであっても
代行業者等の第三者に依頼して複製行為を行うことは違法となります．